監修●野村俊明・青木紀久代・堀越勝

これからの対人援助を考える
くらしの中の心理臨床

うつ

編●野村俊明・青木紀久代

①

福村出版

|JCOPY| 〈(社)出版者著作権管理機構 委託出版物〉
本書の無断複写は著作権法上での例外を除き禁じられています。複写される場合は、そのつど事前に、(社)出版者著作権管理機構（電話 03-3513-6969、FAX 03-3513-6979、e-mail: info@jcopy.or.jp）の許諾を得てください。

はじめに

　近年、うつ病の診断で精神科や心療内科で治療を受ける患者数が増加の一途をたどっている。とりわけこの十年強の患者数の増加は著しく、うつ病と診断されて通院している患者数は100万人を超えている。私たちは「うつ」が蔓延する時代に生きているといえるのかもしれない。

　「うつ」は私たちの誰にもなじみ深い気分（感情）である。何かに失敗する、何かを失う、身体の調子を崩す、社会的経済的に苦境に陥る、などによって誰でも気分が落ち込み、滅入り、悲しくなる。つまり「ゆううつ」になる。これはいわば自然な気分・感情であって、それ自体が病気とはいえない。しかし、はじまりははっきりした理由があったにしても、不幸が重なればなかなか立ち直れないこともありうるし、社会的な孤立の中で追い詰められていくこともある。軽い「うつ」が長引くために生活に支障が出てくることもある。あるいは「ふつうの生活」が送れてはいても、何も楽しくない、楽しめないという場合もあるかもしれない。「うつ」はまた、何かの出来事があったわけではないのに突然やってくることもある。残念ながら、はっきりした理由がなくうつ病になる人たちがいる。「うつ」の裾野は広く、深い谷もあれば、長く続く浅瀬もある。一口に「うつ」といっても、その実態は多様である。

　はじめに言葉の整理をしておきたい。一般に「うつ」という言葉は多義的であり、本書でも「うつ病」「うつ状態」「抑うつ」「うつ」などの用語が使われている。明確な線引きは難しいが、「うつ病」という言葉は医療機関で医学的に診断された場合に用いられる。「うつ状態」はかなり広い概念であり、うつ病によって引き起こされるだけでなく、他の何らかの精神障害（たとえば統合失調症や不安障害など）の症状の一部としても現れうる。また、何らかの出来事によっても人は気分の落ち込みを感じ無気力になる。「うつ状態」はこれらすべてを総称した概念である。「抑うつ」「うつ」はさらに広い言葉であって、精神症状のひとつとしてゆううつ感、気分の落ち込み、悲哀などを表現している。なお、「抑うつ」と「うつ」は本書では同義である。文章の流れの関係でふさわしいと思われた表記を採用している。

詳細は第Ⅲ部を参照していただきたいが、今日「うつ病」概念はかなりの混乱をきたしている。これらの言葉の使い分けには留意したつもりであるが、まだまだ分かりにくい部分もあろうかと思う。混乱している現状の反映としてご理解いただきたいと思う。

2015年 秋

編者　野村俊明・青木紀久代

シリーズ刊行の趣旨

生活全体を視野に入れた心理的援助のあり方の模索

　これからの心理的援助は、医療施設や相談室の内部での心理面接という枠から離れて、クライエントの「生活」を援助するという観点をもった援助のあり方を検討することが、ますます重要となると思われます。これは病院・施設での医療やケアから地域での医療・ケアへという社会全体の動きに連なるものであり、これまで以上にそのニーズが加速していくのは必至であると思われます。

　診察室、面接室での臨床が基本であることは間違いありませんが、家庭・学校・職場・地域などで援助を求めているクライエントも少なくないと思われます。面接室だけにこだわっていると、適切な援助ができないこともあるかもしれません。

　面接室の外に目を転ずれば、必然的にさまざまな専門家（および非専門家）との協働作業（コラボレーション）が意識されることになります。医師・看護師・ケースワーカー・作業療法士・理学療法士等、医療関係者だけでもさまざまな職種があります。医療施設の外に出るならば、クライエントは家族・教師・職場の上司や同僚・福祉関係者等、もっと多くの人々との人間関係の中で生活していることが分かります。

　面接室の中では専門家として完結することができるかもしれませんが、面接室を飛び出せば、おのずとさまざまな専門家あるいは非専門家との交流の中で、自分が何をなすべきかを模索せざるをえなくなります。こうした文脈の中で私たちはどのような役割を担うことができるのか、これも本シリーズで考えてみたいことです。

シリーズのキーワード

　これまでに、精神医療や心理的援助についての専門書は数多く出版されていますが、そのほとんどが面接室での臨床に焦点が当てられています。本書のシリーズでは、次の三点をキーワードとして企画・編集がなされています。

　　①生活の場での心理的援助
　　②理論や技法にこだわらない状況に応じた援助

③対人援助職のコラボレーション

こうした観点から、医学的な知識を積極的に活用しつつ、「生活全体を視野に入れて記述された事例」の実際を紹介することで、生活のさまざまな場面で、心理的援助を行う際に役立つ情報を提供することを目指します。

本書の構成と活用方法

本書は、およそ次のような構成となっています。最初から順を追って読んでも良いし、目次や索引から、興味のあるところを読み進めてもらってかまいません。活用方法と合わせてまとめておきます。

●第Ⅰ部・事例編

本書の中心は、前半の事例編です。いくつかの生活領域ごとに章立てがなされており、各巻のテーマとなる事例が掲載されています。どんな事例が含まれているのか、またその領域の特徴などについて、各章の最初に簡潔に述べられています。

本書の構成（事例編）

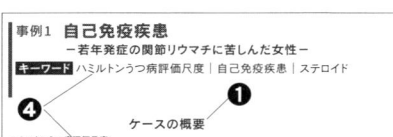

各事例には、最初に❶**ケースの概要**が書かれています。そこから心理的援助のための❷**見立て**が行われます。当然ながら、単なる診断事例と異なり、援助を行う場によって、概要のところで記載できる情報は、さまざまです。たとえば医療機関のように、初診から比較的多くの情報が得られるところから、くらしの中でだんだんと問題が浮き彫りにされ、どう援助機関につながるかが中心的な問題になってくるところまであり、時間的な経過で得られる情報の特徴が異なります。

次に、最初の情報からどういった❸**援助の経過**をたどったのかが記載されています。各ページには、本文とコラムの欄があります。重要な❹**キーワード**の解説と、関連するページや参考文献が記されていますので、必要に応じて確認してくださると理解が深まるでしょう。

各事例の最後に❺**考察**がまとめられています。心理の基礎知識に加えて、医療的な知識が多く書かれていることは、他分野の援助者にとって助けになることが多いと思います。

なお、各事例は執筆者の実際の経験から構成されていますが、患者さん（クライエント）が特定できないよう配慮されて記述されています。

●第Ⅱ部・理論編／第Ⅲ部・資料編

　各巻のテーマにそって、心理的援助に必要な専門的理論がまとめられています。治療論や社会的問題、学術的動向に関する論考などが含まれています。また、統計的資料や援助機関の情報などが、資料編で提供されています。

用語の表記

　各巻によって統一を図っていますが、職種によって表記の慣例が異なるものや、その臨床領域によって使用される頻度の異なる用語が多くあります。監修において、いくつか話題になったものを以下に挙げておきます。

●心理的援助の担い手について

　特定の資格名称でないものとして、「心理臨床家」、「心理職」などを採用しました。「心理臨床家」という用語は、臨床心理学の専門家にとって馴染みのある言葉だと思いますが、医療関係者の間では、あまり使われないようです。さまざまな場で心理相談を行う職務があり、職場によって心理の専門家のポストを表す名称が異なることも多くあります。このようなことから、事例の中にふさわしい職名がある場合には、できるだけそれを優先させています。

　また本書では、心理の専門資格名称として「臨床心理士」を使用しています。この資格は、公益財団法人が認定しているもので、心理的援助を行う専門家の養成を行う指定の大学院修士課程を修了した者に受験資格があります。5年の更新制度などによって常に研鑽が求められています。30年近くの間に約3万人が取得し、さまざまな分野で活躍しており、社会的に広く認知されています。本書の執筆者の多くがこの資格を有しており、事例に登場する心の専門家は、基本的に臨床心理士養成課程を修めた水準にある人を想定しています。

　現在心理職は、国家資格の整備が進められており、数年後には国家資格を併せ持った臨床心理士が誕生することとなります。国家資格化とともに、心理職の活用される場が一層広がることが期待されます。心の援助とは何か、またその専門性とはどういうものなのか、といったことが、社会的にも大きく問われていくことになるでしょう。

　本シリーズでは、各巻のテーマにそぐわしい個々の現実的な事例に立ち返りながら、基本を学ぶことを大切にしたいと考えています。その上で、これからの対人援助のあり方について、広く問うていくことを目指しています。

●心理的援助について

　医療では、「診断」、「治療」という言葉が当たり前ですが、生活場面で直接これを心理の専門家が行うことはありません。そのためこの2つの用語は、医療場面に限定して使用しています。

　他の場面では、「ケア」、「援助」あるいは「支援」という用語が多用されています。治療の目標は治癒することですが、「ケア」という言葉は症状の改善を目的とする狭義の治療ではなく、クライエントを全人的に支えることを目指した関わりになります。心の援助が必要な人には、障害や治癒を望めない状況にある人も含まれています。

　「援助」と「支援」は、使い方の定義が明確にはいかず、医療、福祉、心理、教育など、専門分野によっても違いが見られます。少なくとも心理の場合は、「援助」というとクライエントに直接的な対応をしており、「支援」というと制度や環境などの間接的な対応も広く含まれてくるニュアンスが見受けられますが、これも統一されていません。本書でも、既存の専門用語以外は、ほぼ同義として使用されています。

●心理療法について

　精神科で行われているものは、「精神療法」、それ以外の場で心理職が行う場合は、「心理療法」と呼ぶことが多いと思います。どちらもpsychotherapy（サイコセラピー）であって、内容が大きく変わるわけではありません。誰がどこで行うものか、という援助者側の問題が反映されています。また特定の心理療法の訓練を受け、それを行う人を「セラピスト」あるいは「治療者」と呼ぶことがありますが、本書では、「心理」という言葉が入るように統一しました。

　これ以外の用語については、各巻の編者を中心に取り決められています。生活場面によって、用法が大きく異なるものは、各章で触れられています。

　このシリーズは、私たちが長らく開催してきた「協働的心理臨床を考える会」から発想が生まれ、福村出版の協力で企画が実現しました。すべての協力者に、感謝いたします。

2015年　秋

シリーズ監修者　野村俊明・青木紀久代・堀越勝

目次

はじめに *3*
シリーズ刊行の趣旨 *5*

第Ⅰ部　事例編

第1章　医療 *14*

事例1　自己免疫疾患 *16*
　　　　－若年発症の関節リウマチに苦しんだ女性－

事例2　緩和ケア *20*
　　　　－術後、疼痛やしびれを頻回に訴える女性－

事例3　うつ病患者の入院治療 *25*
　　　　－内因性うつ病の典型的経過を示した男性会社員－

事例4　過量服用による救急搬送患者 *29*
　　　　－抑うつから逃れたかった若年女性－

事例5　外来に来るうつ病 *33*
　　　　－仕事のプレッシャーがかかるとうつ状態を繰り返す男性－

第2章　産業 *38*

事例6　産業・労働場面における抑うつ *40*
　　　　－昇進を機にうつ状態を呈した男性－

事例7　過労自殺 *46*
　　　　－ハラスメントと過労から死を考えた会社員－

事例8　職場における復職の問題 *51*
　　　　－うつ病からの職場復帰と復職支援－

第3章　地域・家庭　56

事例9　出産・育児をめぐって　58
　　　－第2子の出産をきっかけに抑うつ的になった母親－

事例10　家庭内暴力　62
　　　－配偶者からの暴力によりうつ病を呈した女性－

事例11　突然の喪失体験　66
　　　－子どもの突然の死から抑うつ状態となった母親－

第4章　学校　70

事例12　親子関係　72
　　　－仲間関係と母子関係の変化からうつ状態になった女子生徒－

事例13　いじめ　76
　　　－いじめにより抑うつ傾向を示した小学生女児－

事例14　虐待　80
　　　－行動問題の背景に抑うつを抱えた被虐待児－

事例15　薬物非行　84
　　　－うつを背景に急性非行として覚せい剤濫用を行った少年－

事例16　不登校・ひきこもり　88
　　　－抑うつ傾向を示した中学生女子の不登校－

事例17　大学生　92
　　　－将来への不安が膨らんだ男子大学院生－

事例18　発達障害　96
　　　－二次障害として抑うつ傾向を示した広汎性発達障害の中学生男子－

第5章 対人援助職　*100*

 事例19　看護職　*102*
   －新人看護師のメンタルヘルスケア－
 事例20　教師　*107*
   －バーンアウトにより抑うつ状態を示した女性中学校教師－
 事例21　保育士　*111*
   －特定の保護者から苦情を受け続け、抑うつ的になった保育士－

第Ⅱ部　理論編

1 コラボレーションの仕組みと実際　*118*
   －医療的な知識がコラボレーションに生かされるには－
2 抑うつ症状とその周辺　*127*
3 抑うつの治療⑴　*131*
   －精神療法－
4 抑うつの治療⑵　*142*
   －薬物療法－

第Ⅲ部　資料編

1 うつ病に関する統計資料　*152*
2 治療・相談機関　*158*
3 診断基準　*164*

索引　*172*
執筆者一覧　*174*

第Ⅰ部 事例編／第1章 医療

事例1　自己免疫疾患
　　　　　　　－若年発症の関節リウマチに苦しんだ女性－
事例2　緩和ケア
　　　　　　　－術後、疼痛やしびれを頻回に訴える女性－
事例3　うつ病患者の入院治療
　　　　　　　－内因性うつ病の典型的経過を示した男性会社員－
事例4　過量服用による救急搬送患者
　　　　　　　－抑うつから逃れたかった若年女性－
事例5　外来に来るうつ病
　　　　　　　－仕事のプレッシャーがかかるとうつ状態を繰り返す男性－

●本章は医療現場における「うつ」の臨床を扱っている。従って、診療所（クリニック）、病院などの医療施設が主たる舞台になるが、「うつ」は医療の対象となる場合に限っても実に多様な臨床像を示している。うつ病の治療は主として精神科や心療内科が担っていることは確かであるが、身体疾患になれば誰でも「うつ」になることは自然な成り行きなので、さまざまな場面で多くの職種がかかわりをもっている。ここではその一端を紹介したい。

●近年、うつ病の診断で外来通院する患者数が激増していることが指摘されている。詳細は第Ⅲ部を参照していただきたいが、増加しているのはいわゆる軽症うつ病の患者である。その中には薬物療法の効果があまり期待できない一群があり、心理的なアプローチの重要性が指摘されている。一方、症状が重く、自殺念慮が認められるため入院治療を要する患者もいる。これらを事例5および事例3として紹介した。また、「うつ」のために自殺念慮が強くなり、あるいは明確に死にたいとは思っていなくても辛い現実から逃げたい、現実を忘れたいという思いからさまざまな自殺企図や自傷行為を行って病院に来る患者が少なくない。その一部は救急外来に搬送されることもある。一般に多くの救命救急センターでは、搬送される患者のおよそ10％程度が過量服薬・自傷・自殺企図などによるものとされている。中には搬送されたものの命を失ってしまう場合も少なくない。自殺企図をした患者にはしばしば精神科医や臨床心理士が面接を行っている。事例4はそうした一例である。

●さまざまな身体疾患もまた「うつ」を引き起こすことはいうまでもない。身体が病めば、私たちの多くは元気でいることが難しいのは当然のことである。本章では、関節リウマチと乳がんの事例を紹介している。身体疾患、とりわけ慢性的な疾患に対して心理的な支援がいかに重要であるかを示している。

●これらは「うつ」に関する臨床のほんの一端を示したものに過ぎないが、通読することによって、医療現場での心理的援助の実際を学ぶことができるのではないかと期待している。

事例1 　自己免疫疾患
－若年発症の関節リウマチに苦しんだ女性－

キーワード　ハミルトンうつ病評価尺度｜自己免疫疾患｜ステロイド

ケースの概要

　36歳女性。幼い頃は病気知らずの元気な少女だった。高校3年生の頃、手指の関節に軽い痛みを覚えるようになった。大学に入ると痛みが強くなり、関節の腫れも目立つようになった。大学2年時、某大学病院を受診し、慢性関節リウマチの診断を受けた。経済的にゆとりのある家庭であり、名医といわれる医師の評判を聞くと訪ねて全国の病院でさまざまな治療を受けたが、病気の進行は早かった。大学はかろうじて卒業したが、就職は考えられず、自宅で家事の手伝いをしながら過ごすことになった。30歳になる頃には歩行が困難になり、車椅子で過ごす時間が長くなった。四肢だけでなく、頸部の関節の固縮と痛みが強く、首を自由に動かすのにも苦労するようになった。

　痛みのため睡眠障害になり、20代の半ばから内科で睡眠薬を処方されるようになった。やがて気分が落ち込み、食欲が低下して体重も減ってきたので、内科からの紹介で精神科を受診することになった。精神科で「うつ状態」との診断を受けた。身体の自由がきかず、ほとんど毎日を家の中で過ごす社会と断絶された生活の辛さ、孤独感、身体のあちこちの痛み、将来への不安などが語られた。初診時に施行された**ハミルトンうつ病評価尺度**の得点は28点であり、強い抑うつを示していた。患者は、その後、2週間に1回の割合で母親に付き添われて精神科を受診するようになった。処方薬により睡眠はある程度改善した

ハミルトンうつ病評価尺度
イギリスの精神科医ハミルトンによって作成された、うつ病の重症度を評価する尺度。抑うつ気分・睡眠障害・罪責感など幅広い項目を対象としている。臨床的によく用いられている評価尺度のひとつである。

が、抗うつ薬の効果は限定的であった。飲まないよりは気分が楽ではあるが、それで孤独感や将来への不安が減じるということはなかった。幾つかの抗うつ薬が試されたが、いずれも著効しなかった。そこで、担当医は患者に臨床心理士との面接を提案した。患者ははじめ億劫だと話したが、やがて医師の勧めを受け入れて面接を行うことになった。

見立て

すでに精神科で「うつ状態」との診断を受けていた。病気の経過と症状を考えれば、患者が抑うつ的になるのは自然なことだと思われた。関節リウマチは少しずつ進行していくことが予想され、心理士の役割は、「うつ」を治療することではなく、患者の生活そのものを支えていくことであると考えた。

援助の経過

患者は車椅子に座って臨床心理士と面接した。全身の関節・筋が拘縮しており、構音障害もあり、低く細い声で話した。面接の初めのころのテーマは、現在の生活の様子であった。日々の生活の大変さ、寂しさ、楽しみなどが話題になった。患者は文学や芸能が好きであり、TVや映画のDVD、そして読書が大きな楽しみであった。特に映画についてはよく話した。海外旅行の経験はなかったが、ヨーロッパの国々の歴史や文化についての知識が豊富であった。しかし、面接がいつもこうした話題で終始するわけではなく、時に気分が落ち込み、なぜ自分がこのような人生を送らねばならないのかという強い嘆き

が語られた。心理士はどう応えてよいのか分からず沈黙するしかなかった。患者の家族は、患者が心理士に会うのを楽しみにしていると医師や心理士に感謝の言葉を述べた。

　面接を始めて数年経った頃、大腿骨頭の破壊が進み、痛みが増悪したため人工股関節に置換する手術を受けることになった。大きな手術であり、患者の不安は強かった。臨床心理士は患者の希望により医師が患者と家族に手術の説明をするのに立ち会った。

　この患者との面接は、およそ10年にわたり続けられた。相談に来る頻度はだんだん減っていき、最後は数か月ごとに近況を報告に来る程度になった。その間にも病気は進行し、患者は寝たきりに近い生活になっていった。患者が面接に来られなくなってからは、時折手紙のやり取りをするようになった。今も年賀状と暑中見舞いのやり取りが続いている。

考察

　関節リウマチ rheumatoid arthritis は、原因不明の慢性的な関節炎を主徴とする疾患である。**自己免疫疾患**のひとつと考えられている。女性に多く発症し、0.3～0.5%の有病率が推定されている。すべての滑膜関節に炎症が生じるが、手指から始まることが多い。進行すると骨が破壊され、関節が変形、脱臼し、可動性を失う。関節炎以外では、血管炎・心外膜炎・肺線維症などの合併をみることがある。患者は痛み・運動制限に悩み、QOLが著しく低下する。美容上の問題も大きい。さまざまな薬物療法が試みられているが、いまだ決定的な治療法はない。炎症が強い場合は**ステロイド**の大量投与が行われるが、これが副作用を生ずることも少なくない。外科的治療として滑膜切除や人工関節への置換が行われる。

自己免疫疾患
何らかの理由で、本来は外敵（細菌やウイルスなど）に対して生体を防御する機能である免疫系が、自己の成分を攻撃してしまうことから生ずる疾患。膠原病・リウマチ性疾患・内分泌性疾患など多岐にわたる。

ステロイド
ペルヒドロシクロペンタノフェナントレン酸をもつ化合物の総称。コレステロールやステロイドホルモンなどがある。
ステロイドを含む薬物は強い抗炎症作用と抗自己免疫作用を有し、幅広く使用されている。アトピー性皮膚炎における外用薬、臓器移植後の免疫抑制のためのステロイドパルス療法などが代表的な例である。一方で、強い副作用を生ずることがある。

関節リウマチの患者は、発病以来の長い年月を病気に悩みながら過ごすことを余儀なくされる。最善の治療を受けても、多くの患者は病気が進行していく。患者のQOLを維持するうえで、関節拘縮を防ぎ、可動範囲を狭めないための根気よいリハビリテーションを続けることが大切である。痛みに耐えながら、治癒する希望を持ちにくい、進行を遅らせることを目標とするリハビリテーションを続けるのは辛抱がいることである。

　医療関係者にできることは、患者を支え、慰め、励ますことである。慢性疾患、特に進行性の慢性疾患をもつ患者は、長く生きればそれだけ長く痛みや苦しみとつきあうことになるという逆説を生きることになる。特に、この患者は本来なら一番楽しいはずの若い時代からその苦しみの中に投げ出されている。このような患者をどのように支えるのかは、すべての医療スタッフに課せられた大きな課題である。患者が投げやりになって治療を受けることを放棄し、リハビリを止めてしまえば、病気の進行を早めることになる。

　患者を支えるためには、現実生活の中で患者が直面する具体的な問題にともに取り組むことも必要である。主婦であれば、家事・育児に支障が生じるし、性生活を含む夫婦関係の問題が浮かび上がってくることも少なくない。面接を通して心理的精神的に支えるとともに、患者の生活全体を支えていくという姿勢が求められるだろう。この患者の治療やケアの過程では、心理士の果たした役割は大変大きなものがあったと思われる。重篤な慢性疾患の患者とのかかわりは、心理士に課せられた重要な役割のひとつであろう。　　　（野村俊明）

事例2　緩和ケア
－術後、疼痛やしびれを頻回に訴える女性－

キーワード　緩和ケア｜緩和ケアチーム｜サイコオンコロジー｜全人的ケア｜リエゾン

ケースの概要

緩和ケア
病気の治療の全経過を通して認められる身体や心のさまざまな苦痛を和らげ、患者や家族にとって可能な限り良好な生活の質（Quality of Life）を実現させるための医療。

　60代の女性A。大学を卒業し事務員を数年務めた後、公認会計士に合格。40代の頃に事務所を開業し、仕事に打ち込んできた。半年ほど前に胸のしこりを感じ、受診したところ乳がんとの診断を受けた。休暇を取り、摘出手術を受け、その後は補助療法として化学療法が施行された。幸い経過は順調だったが、定期的な外来診察では創部の疼痛、しびれ、皮膚の知覚鈍麻、肩関節の制限、息切れなどの訴えが続いていた。「痛みが強い、怖くなった」と予約日より前に来院したり、病院に頻繁に電話をかけたりするようになり、その都度主治医や外来看護師の説明を受け安心するものの、結局痛みは治まらず、けだるさと落ち着かない感じがしていた。転移を疑いPETも行ったが特に異常なく、精神的なものの可能性が高いのではと言われていた。

緩和ケアチーム
身体症状・精神症状の緩和を専門とする医師、看護師、薬剤師、ソーシャルワーカー、臨床心理士による専門チームが主治医ら病棟看護師と協力して関わることによって、緩和ケアを提供する。

　主治医が精神科を紹介したが拒否、そこで「メンタルケアをお願いしたい」と**緩和ケアチーム**の臨床心理士に依頼が入った。主治医・外来看護師から治療の経過と患者の状態を聞いた臨床心理士は、痛みやそれに伴う生活のしづらさへの対応を視野に入れ、乳がん看護認定看護師に連絡を入れ、一緒に話を伺うことにした。

　面談に訪れたAは、さっぱりとした化粧、シンプルだがこだわりを感じる服装、ショートカットが良く似合うキャリアウーマン風の女性だった。硬く、緊張した面持ちで「私がどうしてメンタルに？　何もおかしくないの

に」と不本意そうな様子であった。一番困っているのは術後部位の疼痛としびれ感だと言い、「昨年6月より疼痛が気になるようになり、秋以降、日に日にひどくなっている」「最近は痛くて外に出る気も起きないし、眠れないし、辛い」と語った。そして、「手術をした後に、疼痛やしびれが出るとは思わなかった」「痛みが出るなら、手術も化学療法もしたくなかった」と悔しさを明かした。

見立て

　Aと話を進めていくと、疼痛の直接原因としては下着の問題と運動不足が推測された。乳がんの手術後の問題として下着の問題は大きいが、Aの場合も皮膚との擦れによる痛みやかゆみ、バランスが崩れて正常な方の胸を支えきれないといったことが起きており、乳がん看護認定看護師が下着の工夫や乳がん用補正下着の紹介を行った。さらに、身体を動かすことがむくみ予防になることを説明すると、「ヨガと整体に行っている。整体で『鉄板が入っているくらい硬くなっている』と言われたがほぐしても良いか」とAの方から初めて積極的な質問が聞かれた。そこで認定看護士は、整体やヨガの継続と、温めることが大事なので入浴後などにストレッチを行うようアドバイスを行った。

　痛みの背景要因としては抑うつが疑われたが、Aは「精神科は重い精神病の患者が行くところ」「心の良し悪しを評価されそう」と精神科受診を渋っていた。一方、「痛みが強く眠れないのが辛い」との声も聞かれたため、「眠りのコントロール」を目的として緩和ケアチームの精神科医を勧めたところ、「眠れるようになるのは嬉しい」と受診を了承された。

援助の経過

　その後Aは緩和ケアチームの外来を受診、精神科医から疼痛・不眠に対し、抗うつ薬、抗不安薬が処方された。
　臨床心理士との継続的な面談では、昨年4月に甥に事務所の代表権を譲ったこと、老後を楽しもうと思ったら5月末から症状が悪化したことが明らかとなった。「仕事は甥に任せて悠々自適に楽しむつもりだった」「これから第二の人生なのに」「旅行に行こうと計画していたけど痛くて行く気が起きない」と言い、引退したと語りながらも、「この間は仕事関係で東京まで行ってきて……」といった発言も聞かれ、まだ現役でいたいAの姿も垣間見えた。また、同居している母が何気なく言った「引退したなら家事を手伝ってくれると思っていたのに……」を気にしており、「手伝いたくないわけじゃない。でも痛くてやる気が起きない。嫌味を言わなくたっていいじゃない」との呟きも見られた。臨床心理士が〈今までずっと仕事を頑張ってきた。それがなくなってしまうのは淋しいですね〉〈引退して今までのことを労ってほしかったのに、嫌味を言われてやるせないですね〉と伝えると、Aの表情が変わり、そこから、苦労して資格を取ったことやどのような仕事をしてきたのかなど、Aの人生の物語が語られるようになっていった。

考察

　2人に1人ががんに罹患し、3人に1人ががんによって死亡している現在、がんが死と直結しなくなったとはいえ、人々のこころに与える不安やショックは大きい。**サイコオンコロジー**の目標は、あらゆる病期のがん患者と家族に望まれる最適なこころのケアを提供することである。
　大西（2013）は、がんは「身体の病気」だけではなく「こ

サイコオンコロジー
Psychology（心理学）、Psychiatry（精神医学）、Oncology（腫瘍学）などの用語からなる。がん患者の精神面のケアを目的とする学問で、欧米で1970年代に産声を上げた。心理学や精神医学のみならず、腫瘍学、免疫学、内分泌学、社会学、倫理学、哲学など多くの学問領域から成り立ち、あらゆる科学的手法を駆使してがんの人間学的側面を明らかにすることを目的としている。

ころの病気」でもあり、がん治療は、「身体の治療」と並行して「こころの治療・管理」が欠かせないとしている。がん患者のこころの悩みや苦しみを軽減することが、適切な治療を受け、安心して日常生活を過ごす大きな援助になる。がん治療にこころの問題は外せないが、臨床心理士もまた「こころ」だけではなく、「身体」のことやがんの治療や経過について理解する必要がある。

特に、「痛み」に対する理解は外せない。がんは痛みと結びついて考えられやすい。がんは痛みの原因となりうるものであり、こころと痛みは驚くほど密接な関係がある。一般的には、急激に出現した痛みは不安を、慢性的に持続する痛みは抑うつ状態を生み出す原因となりやすい。さらに、軽度の痛みであっても、それが持続した場合は患者の苦悩はきわめて深くなるし、患者自身の痛みに対する意味づけや認識も痛みの体験に影響を与えることになる（明智，2011）。痛みと心の問題は双方向性であり、生活の質を低下させる。痛みを放置するとそれ自体がストレスとなり、抑うつを誘発、悪化させ生活の質を低下させる悪循環に陥ってしまう（大西，2013）。だからこそ、**全人的ケア**を行うのはもちろんではあるが、同時に、すべてを「こころの問題」とせず、現実的な痛みのコントロールも不可欠となってくる。

また、がん患者のこころのケアでは、がんに伴う生活上の支障に関する現実的な問題の解決も必須である。

本事例は、疼痛の直接要因として下着や運動不足といった現実的な問題が考えられた。さらに背景要因としては仕事や役割の喪失、将来への不安、孤独感などが推測された。がんになったことで患者はさまざまな喪失体験を持つ。例えば乳がんの患者は、乳房温存が主流ではあるが、しこりの状態如何では乳房を切除する場合もある。そればかりではなく、健康を失い、未来の時間を失い、仕事や人間関係を失うことになる。さらにそれが死の恐れとつながることもある。Aの場合は、がんに伴う喪失体験と同時に、自分が培ってきた知識

全人的ケア
トータルケアとも呼ばれる、ホスピスケアの理念のひとつ。がん患者の痛みは単に身体的な痛みだけではなく、精神的、社会的、スピリチュアル（霊的）な側面から構成されるトータルペインであることを理解し、包括的にケアしていく。

や能力、努力の結晶である仕事を失ったことによるアイデンティティの喪失が重なっているようだった。

　患者といろいろな話をしていく中で、患者が失ったもの、喪失体験を理解することは重要である。まずは、現実的に解決可能な問題を整理・解決し、話ができる環境を整えること、そのためにも適切な職種へ橋渡し（**リエゾン**）を行う。その上で、患者が自分のことを語ることに耳を傾け、問題に丁寧に向き合って、見守り続けるという姿勢が大切と思われる。

（福榮みか）

> **リエゾン**
> 「心と体」、専門的に言えば「精神科と身体科」をつなぐ存在。臨床心理士がリエゾン機能を果たす場合「心理のスペシャリストとして」「精神科専門スタッフとして」「コーディネーターとして」の役割がある。さらに、対患者、対家族への支援のみならず「医療スタッフのメンタルヘルス・プロバイダー」として医療スタッフのメンタルヘルスに留意し、支援・調整に当たる役割が求められる。

参考文献
明智龍男（2011）『がんとこころのケア』NHK出版．
岩満優美・和田芽衣・平山賀美（2007）「臨床心理士の立場から（特集 緩和医療におけるコミュニケーション）」『緩和医療学』9（1），pp.8-13．
大西秀樹（2013）『女性のがん 心のケア——がん患者さんの「心の悩み」治療法』滋慶出版/土屋書店．
国立がん研究センター がん対策情報センター（2014）『がんになったら手にとるガイド』学研メディカル秀潤社．
二宮ひとみ（2011）「当院のがん診療における臨床心理士の関わり」『日本心療内科学会誌』15，pp.214-217．
広瀬寛子（2005）「がん患者のカウンセリング——患者と家族への援助」『臨床心理学』5（2），pp.174-179．
町田いづみ・保坂隆・中嶋義文（2001）『リエゾン心理士』星和書店．
村上正人・石風呂素子・藤田智子・周布多英子・鈴木雅恵・青木絢子・三輪雅子・川原律子・松野俊夫（2011）「緩和ケアにおけるコメディカルスタッフの役割と貢献」『日本心療内科学会誌』15（4），pp.207-210．
山本晴義（2015）『図解やさしくわかる うつ病からの職場復帰』ナツメ社．
「特集 がんと心理援助」『臨床心理学』8（6），pp.779-840．

事例3　うつ病患者の入院治療
－内因性うつ病の典型的経過を示した男性会社員－

キーワード　うつ病の入院治療｜病前性格｜心理教育

ケースの概要

　A氏は大学卒業後、大手金融会社に就職。はじめはそれなりに仕事をこなしていたが、就職して10年目ぐらいから仕事量が増え、後輩の指導も加わって残業が増えていった。身体がいつもだるく、疲れが抜けない感じが続いた。

　やがて、身体が疲れているはずなのに睡眠が浅くなり、夜中に何度も目が覚めるようになった。食欲も低下してきた。明け方の4時頃目が覚めて、そのまま眠れないことが多くなった。そういう時の気分は最悪で、身体が布団にめり込むような感じであり、ひどくゆううつな気分であった。

　それでも会社に行けば何とか仕事ができたので、無理をして出社していた。しかし、思考力や集中力が落ちてきて仕事の能率が低下し、それを残業して取り返そうとする悪循環に陥った。会社の同僚や上司はA氏の顔色が悪く、つらそうにしているのを心配し病院を受診することやしばらく休むことを勧めたが、本人は自分の頑張りが足りないのだと自分を責めていた。

　そんなある日、ついに朝どうしても布団から起きられず会社を休んだ。布団の中でも仕事のことが気になり、皆に迷惑をかけ申しわけないという気持ちでいっぱいだった。自分などいなくなった方がよいのではないかと考えた。一日布団の中にいたが、次の日の朝もやはり起きられなかった。このままでは周囲に迷惑ばかりかけるだけ

うつ病の入院治療

現在、うつ病の治療は多くの場合外来で行われる。しかし、強い自殺念慮がある場合、身体面の管理が必要な場合、電気痙攣療法の適用がある場合などは入院治療を行なうことがある。

うつ病の入院治療のメリットとして、自殺企図の防止・安静と休養・服薬の遵守などがある。自宅にいるとどうしても仕事や家事から頭が離れない患者には、短期間の入院治療を勧めることがある。

だし、自分の家族の将来は絶望的であると思いつめ、死ぬしかないと考えるようになった。

電車に飛び込もうと考えてふらふらと家を出て行こうとするところを妻に発見され、そのまま総合病院の精神科を受診した。診察でも死にたいと繰り返したため、しばらく入院することになった。入院後、いくつかの内科的検査を受けたが特に異常所見はなく、うつ病の確定診断が下された。会社を休職し、しばらく入院治療を受けた。毎日医師の診察を受け服薬するだけの治療だったが、入院したことで仕事をしなくてはという焦りがなくなり、気分的には楽になった。

3週間が過ぎたころから日中退屈を感じるようになった。この頃には自殺したいという気持ちはほとんどなくなり、逆になぜ自分があのように思いつめたのかと考えるようになった。入院して1か月たった頃、主治医から臨床心理士との面接を提案された。退院が近づいてきたので、再発を防ぐためにも一度病気になった経過を振り返ると良いのではないかとの趣旨だった。

見立て

患者の診断がうつ病であることは確定していた。また、主治医から患者のうつ病が、**病前性格**や発病状況などから考えて、また患者の母親がかつてうつ病で治療を受けていたことも踏まえて、いわゆる内因性うつ病に該当するだろうとのコメントがあった。臨床心理士への面接依頼は、再発防止のための**心理教育**をしてほしいとの趣旨だった。

心理士が面接した印象は主治医の診断と合致するものだった。Aさんの性格は、真面目、几帳面、強い責任感、

病前性格
うつ病患者が病気になる前に持っていた性格のこと。「うつ病になりやすい性格」につながる。下田光造の執着気質、テレンバッハのメランコリー親和型性格などが有名である。うつ病エピソードの渦中では、誰もが否定的悲観的な考え方をしがちであるが、このような病気になってからの外見上の性格変化とは区別されなければならない。
(→93ページも参照)

心理教育
患者が自分の病気について正しい知識と理解をもつよう教育すること。治療者が一方的に教えるのでなく、自ら学んでもらう方が教育効果が上がることは一般の教育と同様である。心理教育の大きな目標のひとつは、自分の気分や体調を自覚して(セルフモニタリング)適切な対処ができるようになることである。このことを通して、再発予防や早期の受診行動を促すことが期待されている。
(→34, 65, 94, 134ページも参照)

頼まれると断れないなど、うつ病の病前性格といわれるものに合致していた。そうした性格の会社員が、多忙過労の中で悪循環に陥り、うつ病を発症したと考え、これを繰り返さないことが今後のAさんにとってきわめて大事なことだと考えた。

援助の経過

面接の第1回目では、これまでの病歴と生活歴を振り返った。精神科医との診察でも生活歴は話していたが、両親との関係や子ども時代のことなどまで話すのは初めてだった。ずっと頑張って走り続けてきたことを実感した。

次の面接では、うつ病とはどういう病気かについて資料を使って説明を受けた。医師からも説明されていたが、50分間使っての解説だったので理解しやすかった。そこで、うつ病には過労やストレスなどのほかに自分自身の物の考え方が関係していることが説明された。

同じ状況に置かれても、うつ病になりやすい人とそうでない人がいる、という話は何となく納得できた。心理療法にはいくつかの立場があるが、自分が受けているのは認知行動療法という立場からの治療だとも説明された。うつ病は基本的に治る病気だが、再発しやすいという説明を受け、気をつけなければと実感した。再発しないためには過労やストレスを減らすことが第一だが、そうはいっても忙しく働かざるを得ない時期もある。それは会社員である自分には完全にはコントロールできない。しかし、自分から抱え込み過ぎないためにはどうするか、再発のサインとしてどのようなものがあるか、などの対話は参考になるものだった。これらの話は断片的には主治医から聞いていた覚えがあるが、時間をかけてじっくり

聞くことで咀嚼できたと感じた。

　臨床心理士との面接は5回で終わった。やがてAさんは退院し、外来通院するようになった。外来診察ははじめ毎週、そのうち2週間に1回、やがて月に1回になった。少量の抗うつ薬を服用してはいたが、診察はごく短い時間で終わるようになった。初診から約8か月たった頃、服薬を中止することになり、診察も終わりになった。

考察

　典型的な内因性うつ病の事例である。現在、うつ病の治療の多くは外来で行われるが、本事例のように強い自殺念慮がある場合は入院の適応となる。うつ病は基本的には治る（寛解する）病気であるが、残念ながら再発してしまうことが少なくない。再発防止のための心理教育や発病から寛解までの経過を振り返り治療を締めくくるうえで臨床心理士の果たした役割は大きい。

（野村俊明）

事例4　過量服用による救急搬送患者
－抑うつから逃れたかった若年女性－

キーワード　ベンゾジアゼピン系抗不安薬｜過量服薬（OD）｜自傷行為｜パラ自殺

ケースの概要

　Aさんは高校時代から人間関係で悩むことが多く、不登校になり高校を中退した。しばらく自宅に引きこもりがちの生活をおくっていたが、20歳になった頃からアルバイトを始めた。しかし、アルバイト先でも先輩や同僚との関係がうまくいかず、自分だけが除け者にされているように感じられ、気持ちが落ち込み、眠れない日を過ごすことが多くなった。

　友人の勧めで心療内科クリニックを受診して「うつ病」と診断され、抗うつ薬・抗不安薬・睡眠薬が処方された。抗うつ薬は吐気がして飲み続けられなかったが、抗不安薬はすっと気分が楽になり、しばしば使うようになった。アルバイトに行く前などに飲むと仕事で緊張することも減り、楽に働けるようになったので少しずつ服用する回数が多くなり、時には定められた量より多く服用することもあった。特に頓服として使うように指示された**ベンゾジアゼピン系抗不安薬**の使用量が増えていった。

　そんなある日、Aさんはアルバイト先で失敗をして先輩に激しく叱責された。もうバイトをやめたいというAさんを、母親は「そんなことではこの先やっていけない」と叱咤激励した。その晩、Aさんは処方されていた抗不安薬と睡眠薬、それに以前処方されて服用しないままだった抗うつ薬をまとめて服用した。深夜になってもAさんの部屋に明かりがついているのを不審に思った母親が部屋の戸をノックしたが返事がなく、ドアを開けたとこ

ベンゾジアゼピン系抗不安薬
ベンゼン環にジアゼパム環が結合した基本骨格をもつ薬物の総称。鎮静・催眠・筋弛緩・抗痙攣などの作用を有する。この種の薬物のうち、催眠作用が少ないものを抗不安薬、催眠作用が強いものを睡眠薬に分類している。
即効性があり、適量であれば目立った副作用がないため頻用されていたが、近年は耐性が生じやすく依存性や習慣性があることが指摘され、乱用や安易な処方を批判する意見が強い。

ろAさんが深く寝込んでおり、脇に大量の薬のシートがあった。

母親は大慌てで救急車を呼んだ。Aさんは救命救急センターに搬送された。意識障害を起こしていたが、血圧や脈拍は正常範囲であり、生命に別条はないとの説明を受けた。大量服用してからの経過時間がはっきりしなかったので、念のため胃洗浄を行ったが、錠剤は排出されず、母親が発見する数時間前に服用したのだろうとのことだった。

結局、Aさんは翌日の昼近くに目覚めた。医師の質問に対し、「死にたかったわけではないが、何もかもが嫌になり、すべてを忘れたかった」と答えた。

見立て

この救命救急センターには精神科医と臨床心理士のチームがあり、自殺企図で搬送された患者のフォローアップを行っていた。臨床心理士は患者のベッドサイドに行き、しばらく話を聞いた。看護師からの話では、Aさんは意識が戻りすっきりしてくると、涙ぐんでいたかと思うと急に明るい調子になって看護師に話しかけることもあるとのことだった。気分の浮き沈みがあること、そもそも抗不安薬に依存的であったこと、バイト先の人間関係に悩んで落ち込み、母親に叱責と激励を受けて追い詰められた気分になり過量服薬したこと、などのエピソードからパーソナリティ障害が疑われた。気分障害圏の問題も鑑別の対象になると思われた。

臨床心理士は、Aさんと家族に、Aさんには適切な精神医学的治療が必要であること、薬物療法と並行して何らかの心理療法が必要であることを説明した。Aさんの両

親はAさんが薬に頼りがちであることが心配だったので、ぜひカウンセリングをやってほしいと希望した。Aさんも誰かに話を聞いてほしいと望んだ。

援助の経過

　Aさんの希望もあって、Aさんはカウンセリングを廉価で受けられるクリニックに移って治療を受けることになった。主治医とカウンセラーは、診療情報と初診面接の様子をもとに治療方針について話し合いの時間をもった。Aさんに薬物に依存的になる傾向があること、再び**過量服薬（OD）**するリスクが常にあること、安定した服薬は難しそうであることなどが確認され、治療の中心は心理療法であり、少量の気分安定薬のみ処方するという方針が確認された。面接の過程で、AさんのODの背景には抑うつがあることが明らかになってきた。

　定期的な面接が始まり、Aさんははじめ毎週、数か月後からは2週間に1回、医師のコンパクトな面接と心理士の面接を受けるために通院してきた。時々キャンセルすることはあったが、総じてコツコツと根気良く通院した。日々の出来事で感じたこと、考えたこと、対人関係の悩み、アルバイトでの悩み等などが話題になった。

　およそ2年たった頃、Aさんは週5日のアルバイトをほぼ安定してこなせるようになっていた。また、信頼できるボーイフレンドもできて毎日を楽しく過ごせるようになった。その頃には、抗不安薬を使用することはほとんどなくなっていた。

過量服薬（OD）
定められた量よりも多い薬物を一度に服用すること。Over Doseの略語だが、ODはすでに一般的な用語になりつつある。処方された向精神薬を大量に服用することが多いが、風邪薬や解熱剤などが対象になることもある。
近年多く使用されている向精神薬は相当量服用しても生命に影響しないことが多いが、三環系抗うつ薬の場合、致死性不整脈が生じることがありうる。また、OD後の転倒や嚥下性肺炎などの事故や後遺症の危険も高い。

考察

　一般に、行動化する患者の背景に抑うつが隠されているこ

とはよく知られている。しかし、過量服用やリストカットなどの**自傷行為**（**パラ自殺**）に直面すると臨床家は陰性感情を抱きやすく、そのためともすれば背後にある「うつ」を見落としがちである。また、本人自身も「落ち込んでいる自分」を直視したくないために抗不安薬を使用し続けていることがある。この場合、処方された薬物はいわゆる「ダウナー」としての作用を有しており、依存の対象になっている。

ここから離脱していくためには、少しずつ自分の落ち込みを自覚し向き合っていく必要がある。これは本人にとってつらい作業であることが多い。自分の現実を直視するのがつらいからこそ、薬物による酩酊状態に逃げ込んでいるともいえる。

幸いAさんは薬物に依存し乱用するようになってそれほど時間が経っておらず、家族のサポートもあって定期的に通院して診察を受け、臨床心理士の面接を続けることができた。まだまだ安定した生活にはなっていないが、服薬量も減り、前に向かって歩こうとしている。

（野村俊明）

自傷行為
自殺の意思の有無にかかわらず、自分の身体を傷つける行為の総称。リストカットが代表であるが、リスト（手首）だけでなく、上腕・脚・腹部なども切る（カットする）行為の対象になる。その他、自ら火傷する・身体の一部を打ち付けるなどの行為がある。
アルコールを含めた物質乱用も、広義の自傷行為とみる考え方もある。

パラ自殺
リストカットやODなどの行為は、明確に自殺を企図して行われるわけではないことが少なくない。そこで、飛び込みや首つりなどの致死率が高い自殺行為と区別して、リストカットやODをパラ自殺と呼ぶことがある。
リストカットする患者に死んでしまいたいという気持ちがまったくないわけではなく、自殺念慮がないとするのは誤りである。

事例5　外来に来るうつ病
－仕事のプレッシャーがかかるとうつ状態を繰り返す男性－

キーワード　精神運動抑制｜内因性うつ病｜新型うつ｜心理教育｜逆転移｜
モーニング（喪の作業）｜抑うつ神経症

ケースの概要

　初診時22歳の男性A。同胞二人の第一子長男。大学1年生のときに、大手企業の管理職だった父親が仕事中に心筋梗塞により突然死したため、大学を中退して家電メーカーに就職した。

　当初は技術職として修理の担当をしていたが、1年後、顧客とのやり取りをするサービス部門へ異動した。慣れない仕事内容の上、時間外の勤務も増え、顧客との連絡で休日も急に呼び出されるなどで、食事や睡眠の時間が乱れ生活リズムが崩れたことから、次第に疲労が募っていった。やがて、仕事のことを考えると頭痛や胃痛がするようになり、特に休日明けには憂鬱で仕事へ行きたくなくて眠れなくなった。

　近くの心療内科を受診したところ、「過労からくるうつ病」と診断され、しばらく休養することになった。5か月休職し、自宅療養を続けたところ、抑うつが改善されたので復職した。しかし、復職後半年ほどして上司から仕事上のミスを厳しく指摘されたことをきっかけに、食欲不振、不眠が出現し、再び職場へ行くのが苦痛になった。以前はすぐに提出できた作業報告書もなかなか作成することができず、焦燥感が強くなった。

　体重も急激に落ち不眠が続くため、Aは再び心療内科を受診した。外来通院を続け、薬物療法によりAの症状はある程度改善したものの、仕事のプレッシャーがかかると再びうつ状態になることが繰り返され、仕事も休み

がちであった。その後Aは会社からの勧めもあり、産業医と相談した結果再び長期休職することになった。

見立て

診察では「この仕事は自分には無理だったと思う」「もともと好きな仕事ではないし、最近ではなんだか疲れやすくなってだるい」など語られた。診察での受け答えには時間がかかり、判断力、注意力の低下も見られた。しかし、仕事から離れていれば趣味のゲームを楽しんだり、ゲーム仲間と外出したりと活動的な様子が語られた。本人は異動すれば自分の状態は改善するという考えで、それが無理ならば辞めたいと語った。

主治医は**精神運動抑制**を認めるものの場面選択的であり、軽症の**内因性うつ病**であると診断した。しかし、仕事への執着や会社への忠誠心が乏しく、休職に対しても自責感がなく他責的であることなどから、従来のメランコリー型のうつ病ではなく、「**新型うつ**」であると考えた。

治療は、当初薬物治療を中心とした医師からの精神療法が行われた。それにより食欲や睡眠状態は改善し、頭痛、胃痛などの身体症状は収まった。しかし、職場復帰の話が出だすと、不安、焦燥感が現れ、症状は一進一退であった。

主治医は薬物療法の効果が限定的であるため、患者の成長を促す**心理教育**も必要と考え、臨床心理士によるカウンセリングを提案した。Aは当初カウンセリングを受けることに難色を示したが、主治医の強い勧めもあり承諾した。

精神運動抑制（制止）
記憶力や決断力、集中力といった精神機能の抑制と、やる気が出ない、何をするにも億劫といった日常的な活動に支障が生じる運動の抑制の2つがある。

内因性うつ病
中枢神経に関与している脳内化学物質に異常が生じていると考えられているが、はっきりした原因はわかっていない。

新型うつ
精神医学的に定義されたものではなく、従来のメランコリー型（古典的）うつ病と対比して用いられる総称。
精神運動抑制の症状は軽症化しており、自分の興味や喜びは残っているが、選択的なストレス反応が見られるのが特徴。

心理教育
病気の正しい知識や情報を伝え、自ら抱えた困難を対処できるよう援助する技法。困難を乗り越える技術を修得すること、現実に立ち向かうことができる力量を身につけること、自己決定・自己選択の力を身に付けることなどを目指す。
（→26, 65, 94, 134ページも参照）

援助の経過

　Aは、「仕事は与えられた役割をこなして生活の糧を得るためのもので、それ以上でも以下でもない」と語った。「残業や休日出勤が増えて自分の時間が少なくなったことがとても苦痛だった」と話し、「そのような気持ちでいたところ上司から激しくミスを注意され、それで心が折れてしまった」と語った。病気になったのも職場環境のせいと捉えていた。

　このように面接当初は職場への不満を語ることが多く、カウンセリングも内省するというよりは、鬱積していた感情を吐き出す場としてAは捉えていた。Aは上司への不平を声高に述べたが、実際職場では上司に相談することはせず、無理なものもそのまま引き受けていた。

　Aは、相手に完璧に理解されることを求める傾向があり、カウンセリングでもカウンセラーは同情、共感してくれる存在と期待された。「ここでは批判されないから」とAはよく述べたが、心理士は自由な気持ちを持てる感じがせず、言動を縛られるような感覚になった。やがて心理士が十分気持ちを汲み取れなかったり、学会で面接が休みとなることがあると、Aは遅刻、キャンセルを繰り返すようになっていった。Aは当初そのことを「まったく気にしていない」と言っていたが、心理士はAのコミュニケーションパターンとして面接で取り上げることにした。

　心理士は困惑とイライラなどの**逆転移**を自覚しながらAと根気よく関わり続けた。やがてAは、相手と衝突を避けるために意思を伝えるのを避けていたことに気づいていった。そして、父親に対して向けていた態度と同じだったとの理解にたどりつき、「父親が家にいると威圧的で苦手だった」「仕事ばかりで何を考えているかわからな

逆転移
患者に向けて引き起こされる、治療者側の感情反応。

> **モーニング（喪の作業）**
> 愛着を持った対象喪失に対する悲嘆の過程。その過程では、対象への愛情と憎しみのアンビバレンスが繰り返され、罪悪感、悔やみ、償いの心理、対象からの怒りへの恐怖など、さまざまな情緒が体験される。（→68ページも参照）

かった」と距離があったことを振り返った。やがてAは、父親に対して反発だけではなく認めてもらいたかった思いがあったことに気づき、滞っていた**モーニング（喪の作業）**も進んでいくようになった。Aは父親のことを「本当はどんな思いでいたのだろう」「もう少し話し合いたかった」と語るようになり、年配の男性への意思の伝え方を考えるようになっていった。

この頃になると、Aの抑うつはだいぶ改善され、主治医から職場復帰可能の診断が出された。その後Aは産業医と面接し、復職支援のリワークプログラムに参加することになった。一方、心理士との面接では、働き方や人との関わり方が話題になることが多く、カウンセリングはリワークプログラムを支える働きとなった。

半年してAは職場に復帰し、カウンセリングも終結した。その後Aは月1回の外来通院のみを続けていたが、順調に仕事が続いていることが報告され、治療も終了となった。

考察

うつ病は真面目で几帳面で責任感が強く、秩序を重んじるような性格（メランコリー親和型性格）の人がなりやすいとされている。うつ病は内因性と捉えられていて、治療は薬物療法、休養、環境調整を3本柱として行われてきた。

しかし、近年、ここで紹介した事例のように比較的軽症のうつ病患者が増えていることが指摘されている。食欲不振や睡眠障害などの身体症状はあるものの総じて軽度であり、趣味など仕事外の領域では元気に活動できるなど、制止症状が場面選択的であるのが特徴である。従来のメランコリー型うつ病の人は完全主義で自己犠牲的な働き方をするのに対して、新型うつの人は、ストレス状況や嫌いな人に対して粘り強く

関わるというよりは、できるだけ距離を置いて遠ざかろうとする逃避・否認・隔離の自己防衛機制が強い。

抑うつ神経症との異同が問題になるが、抑うつ神経症では身体症状が乏しく、主観的な抑うつ感がみられるのに対して、「新型うつ」では身体症状や日内気分変動などの内因性の特徴も認められることが多い。しかし、自分の不調を会社や上司のせいにするなど、他責的であることも特徴のひとつである。

このように、職場外では活動的であり内省に乏しいことから、周囲はただのわがままと否定的感情を持ちやすい。しかし、本人としては焦燥感、慢性的疲労感、適応できない感覚はあり、どうしてよいかわからず悩んでいることも多い。

治療においては、こうした周囲の感情も念頭におきつつ、環境を調整し介入していくことが必要である。抗うつ薬が効きにくく治療が長引きやすいため、治療には薬物療法に加えて、本人の成長を促す心理教育も必要である。また最近では、認知行動療法や職場復帰のリワークプログラムなども活用されている。本事例のように問題を他人に転嫁する傾向や回避性が強い場合は、どうしてそのような対人関係に陥りやすいかを一緒に見直し、患者の対処能力が高まるよう援助することも必要である。

（高木優子）

抑うつ神経症
抑うつ気分が長期間続く慢性疾患。無意識の葛藤が症状形成に影響していると考えられているが、DSMは記述診断を採用しているため、DSM-Ⅲ以降神経症という用語は使われなくなり、抑うつ神経症は気分変調性障害に分類されている。

参考文献
張賢徳（2010）『最先端医療の現場から3 うつ病新時代――その理解とトータルケアのために』平凡社．
広瀬徹也・内海健（編）（2005）『うつ病論の現在――精緻な臨床をめざして』星和書店．
神庭重信・黒木俊秀（編）（2009）『現代うつ病の臨床――その多様な病態と自在な対処法』創元社．
笠原嘉（1996）『軽症うつ病――「ゆううつ」の精神病理』講談社．
見波利幸（2011）『「新型うつ」な人々』日本経済新聞出版社．

第1部 事例編／第2章 産業

事例6 産業・労働場面における抑うつ
　　　　　　　　　　－昇進を機にうつ状態を呈した男性－
事例7 過労自殺
　　　　　　　　　　－ハラスメントと過労から死を考えた会社員－
事例8 職場における復職の問題
　　　　　　　　　　－うつ病からの職場復帰と復職支援－

- 産業分野におけるメンタルヘルスに関するリスクマネージメントは、今後その重要性を増すと考えられる。その理由として平成26年に公布された労働安全衛生法の改正が挙げられる。この改正に伴い、ストレスチェック制度が創設され、50人以上の従業員を抱える事業場は1年に1回の定期的なストレスチェック（検査）を行うことが義務付けられている。
- この制度の目的は、大きく3つ挙げられている。第一は労働者自身が自分のストレス状況を認識すること、第二は集計された検査結果の分析から職場のストレス要因を洗い出し、職場環境を改善するための材料とすること、第三は早期にリスクの高い人を発見し、医療機関等につなげることである。この制度の導入は労働場面における安全、衛生を考えるにあたり、メンタルヘルスという側面が重要な課題であると認識されるようになった証左であろう。
- 産業分野における臨床心理的なアプローチにおいても、次の3点が重要な要素となる。
- 第一に「症状の重篤度のアセスメント」が挙げられる。最も重篤な場合は自死の可能性が生じるし、早期の治療はその後の経過にも影響を与える。このため症状の重篤度をなるべく正確にアセスメントし、医療機関との連携を考え、その後の支援の流れを考える役割がある。
- 第二に「外的要因の特定とマネージメント」が挙げられる。どのような外的要因がクライエントに負荷を与えているかを同定し、場合によってはコントロールする必要が生じる。たとえば、職場内での長時間労働やハラスメントの有無、家族内での問題の有無などの外的要因を精査する必要がある。特にクライエントの復職を考える場合、リスクのある環境へ復職することは、再発の危険性を高める。
- 第三に「セルフマネージメントの技術」が挙げられる。産業領域では、さまざまな身体的心理的サインが出ているにもかかわらず、本人がそれに気がつかず、最終的には休職を余儀なくされるようなことが散見される。このため、自分で自分の状況を正確に把握するセルフモニタリングの技術が必要になる。その人に特有のサインなどについて、個人面接を通じ明確にしていくことも再発の防止につながる。
- このように、産業分野の臨床心理学的支援は、病的リスク、環境、個人とさまざまな対象をアセスメントし、支援を行う必要がある。また本章では支援者が事業所の外部で対応を行う事例を集めたが、支援者が事業所内部にいる場合もある。このような場面に関しては、第5章を参照されたい。

事例6　産業・労働場面における抑うつ
－昇進を機にうつ状態を呈した男性－

キーワード　産業医｜EAP（従業員支援プログラム）｜職業性ストレス

ケースの概要

　40代男性会社員のAは、妻と1歳の子どもを持つ3人暮らし。性格は几帳面、まじめで責任感が強い。食品メーカーに就職し、営業を担当し、40歳で本社に転勤となった。A自身この異動は栄転であると感じ、嬉しく思っていたが、一方でこれまでの営業と畑違いの食品開発が担当となり、以前よりも疲れやすくなっていた。しかし、Aの実直な仕事ぶりは周囲の信頼を集め、数年でいくつかの成果もあげることができた。

　そのような努力と実績が認められ、Aはマーケティング責任者（課長）となる。会社の出世コースとしてはなかなかのポジションであり、社外に向けて陣頭指揮をとる立場となり、部下も4人から8人へと増員された。だがまじめで責任感の強いAは、部下に仕事を任せることが苦手で、管理的な立場になったにもかかわらず、かなりの仕事を自分で抱えていた。また部下の仕事のフォローや悩み相談なども、自分の仕事を後回しにして引き受けていた。その結果、退社するのは終電間際となり、時には会社に泊まり自分の仕事を片付けるという日も少なくなかった。課長に就任し、半年くらいが経った頃から次第にAからは以前の活気ある姿は消え、周囲が気づくほどに仕事の効率が悪くなっていった。

　Aの変化を心配した部長が「大丈夫か？」とAに声をかけたが、Aは「すいません。少し仕事が遅いですよね。最近異常に肩がこっていて、でも頑張ります」という反応

で、A自身は現状を深刻にとらえているようではなかった。部長も心配しつつも、しばらくAの様子を見ることにした。

そんな折、Aの案件で重大なミスが発生し、大きな損失が生じてしまった。Aは数週間の間、取引先との関係修復や損失の穴埋めのために奔走する日が続いた。そしてトラブルの収束に目途がたった頃、Aは出勤時会社が近づくと吐き気に襲われるようになった。また勤務時間だけでなく、終日このトラブルのことが頭から離れず十分に眠れなくなり、食欲もほとんどなくなってしまった。

妻は以前からAの変化を気にしていたが、最近の急激なAの状態の悪化を心配し、専門家に相談するようAに働きかけた。A自身も自分の不調を無視できない状況であったため、**産業医**との面談を希望した。面談した産業医は、Aの不眠や食欲不振の強さ、疲弊している様子を見て、外部の精神科受診を提案した。

A自身は難色を示したものの、職場では上司が、家庭では妻が受診を勧めたため、後日精神科を受診する。精神科では強い抑うつ状態が指摘され、抗うつ薬の使用が開始された。また精神科主治医は、今回の抑うつにはAの性格傾向や問題解決能力も関与していると判断し、カウンセリングの併用を勧めた。Aは職場が提携している **EAP（従業員支援プログラム）** を利用し、精神科主治医の勤務しているクリニックに併設されているカウンセリングルームでカウンセリングを受けることになった。

来談したAは、臨床心理士に上記の概要を話し、今回のうつになった原因を理解し、何とか以前のように仕事ができるようになりたいと話した。

産業医
企業等において労働者の健康管理等を行う医師。専門的な立場から、セルフケアおよびラインによるケアを支援し、教育研修の企画および実施、情報の収集および提供、助言および指導を行う。また、長時間労働者に対する面接指導の実施等で、労働者の健康を守るための措置を講じる。
「すべての業種において、常時50人以上の労働者を使用する事業場ごとに1人以上の産業医を選任しなければならない。常時3000人を超える労働者を使用する事業場においては、2人以上の産業医を選任しなければならない」と定められている（労働安全衛生法13条）。
（→106ページも参照）

EAP
（従業員支援プログラム）
Employee Assistance Programの略。社員やその家族に、個人的な問題を解決するための専門的なサポートを提供することによって、社員の業績や生産性の維持、向上を目的とするプログラム。

見立て

職業性ストレス
労働に際して発生するストレスであり、労働環境の要求が従業員の対応能力（または管理能力）を超えた場合に経験されるもの。

Aの不調は**職業性ストレス**によるところが大きい。まず外的な状況（職場要因）として、管理職への昇進に伴い、それまでの実務的な仕事から管理的な仕事へと職務内容が変化し、仕事のやり方もそれまでの自分のスタイルからの変化を求められるようになったことが挙げられる。加えて、A自身の特徴（個人要因）として、真面目で責任感が強く、人に仕事を頼めないことから、過重労働に陥りやすいと傾向が推測された。そしてA自身は自分の体調や精神状態を重視せず、基本的には「頑張る」という方法でこれまでやってきたようだった。そのため十分なセルフケアが行われないまま、過重労働より生じた疲労、抑うつ感がAの適応を落とし、重大なミスの要因になったのではないかと考えられた。さらに、真面目でそれまで特に問題を起こすことのなかったAにとって、今回のトラブルは大きな挫折体験であり、心理的な負荷も大きかっただろうと思われた。

そこで、カウンセリングではAのセルフモニタリングのトレーニングを行い、部下への仕事の割り振りの仕方、業務量の管理などについて検討することとした。また精神科主治医を通じて、職場での環境調整の必要もあると考えられた。

援助の経過

Aは、仕事は休まずに治療を行いたいという意向であったが、精神科主治医も臨床心理士も休息を挟まず業務を続けるのは困難だと判断した。そこでA自身にAの病状を丁寧に説明し、一定期間の休息を提案した。Aは難色を示しつつも、職場で産業医と上司に相談したところ、

両者とも休息をとることについては賛成し、後押しをしてくれた。Aは調子が良くなればすぐに復帰するので期間を決めないと言ったが、それでは本質的な休養にならないため、とりあえず1か月という期間を設けて休みに入ることとなった。

カウンセリングでは、まずセルフモニタリングについて話し合われた。吐き気、食欲不振、不眠が生じた場合はすでに手遅れであることが共有され、それ以前の超過勤務の増加、肩こり、仕事のはかどらなさがAの不調のサインとしては重要であることが共有された。

そして、Aはこれらのサインが出ているときに、部長以外にも妻や部下から心配されていたエピソードを思い出す。そのとき、A自身はほとんど自覚がなく、周囲が心配している理由もよくわからなかったという。そのため周囲からのフィードバックも重要な情報であることが共有された。

カウンセリングを行っている間、投薬治療も並行して行われたが、Aの薬剤への反応は良く、まず不眠が早い段階で解消され、その後食欲不振なども改善されていった。そして職場環境の調整としては、現状の役職を維持しつつ、部長が仕事の配分、部下の使い方なども含めて、しばらく管理することになった。部長はAの実直な仕事の仕方を好意的に評価しており、今後のAのキャリアアップも期待していたため、多少の労は厭わないとのことであった。

Aは、当初はこのような職場の方針に戸惑っていたようであるが、カウンセリングの中で、そのような評価を作ったのもAの大事な業績であること、ここで上司に多少の労力を使ってもらうことにはなるが、長期的にはAがマネージメントの能力をさらにつけ、会社に還元でき

> ることの方が有益ではないかという話し合いがなされ、A
> も恐縮しながらではあるが、この提案を受け入れること
> になった。
> 　1か月の休暇明けの直後は、吐き気や不眠が生じたが、
> 薬などを調整し、その都度カウンセリングで状況の整理
> を行い、Aは仕事に復帰していった。

考察

　職場でメンタルヘルスに不調をきたす人の数は年々増加の一途をたどっており、メンタルヘルスの不調は「一部の人だけがかかる病気」から「職場でも珍しくない病気」に変わりつつある。

　昇進うつは、主に仕事の質の変化への不適応から起こる。プレーヤーとして求められる能力と、マネージャーとして求められる能力は異なり、プレーヤーとして優秀だったからといって必ずしもマネージメントがうまくできるとは限らない。そして、それまでは上司に守られていた立場から、風上に立たされる立場となり、その責務の重さや仕事の難しさに困惑する。ステップアップすればするほど、負うべき責任、束ねる部下の数も増える一方、孤独にもなっていく。それだけに、昇進は大きな喜びであると同時に、責任感やその職に耐えられるかという不安など大変なストレスを感じることにもなるとも言えるだろう。

　加えて、責任者への昇進は、目標に対する大きな喪失体験でもあり、喪失体験に伴う急激な周囲の状況や価値観の変化に基づく自己評価の傷つきや、自信の喪失、今までの人間関係や仲間との別離、期待に応えられない体験などが抑うつへとつながりやすい。

　本事例の場合、元来の性格傾向に、昇進、マネージメントの不十分さ、それに伴う過重労働、責任の重さ、不安などが

重なり、内的な葛藤が大きくなったところに、仕事のトラブルがトリガーとなり不安定になったと推察される。そのためA自身が自分のストレスマネージメントが適切にできるようになる必要があり、そのために自分の状態を把握するセルフモニタリングが必要であった。その中で問題となった時期をさかのぼり、職場環境の特徴を捉え、適切な環境調整を行うことも重要になるであろう。

　本事例では、理解のある上司に恵まれており、職場から適切な対応が提示されたが、場合によっては環境調整についても各機関と連携を持つ必要があると考えられる。（福榮みか）

参考文献
うつ病リワーク研究会（著）秋山剛（監修）（2010）『誰にも書けなかった復職支援のすべて』日本リーダーズ協会.
大西守・篠木満・河野啓子・廣尚典・菊地章彦（編著）（1998）『産業心理相談ハンドブック』金子書房.
大西守・廣尚典・市川佳居（編）（2006）『職場のメンタルヘルス100のレシピ』金子書房.
難波克行（2013）『職場のメンタルヘルス入門』日本経済新聞出版社.
吉野聡（著）松崎一葉（監修）（2012）『精神科産業医が明かす職場のメンタルヘルスの正しい知識』日本法令.
オブホルツァー, A.、ロバーツ, V. Z.（編）武井麻子（監訳）（2014）『組織のストレスとコンサルテーション――対人援助サービスと職場の無意識』金剛出版.

事例7　過労自殺
－ハラスメントと過労から死を考えた会社員－

キーワード 長時間労働｜過重労働｜ハラスメント｜過労死｜労災｜脆弱性ストレスモデル

ケースの概要

　会社員の30代男性Aは、精力的に仕事に取り組んできた。しかし1年前、不況のあおりを受け会社がコストカットに乗り出した。Aの所属する部署も大幅な人員削減と厳しいノルマが課せられるようになった。多忙な日々が続き、休日出勤も増えていった。夜は翌日の仕事のことを考えるとなかなか寝付けず、気づけば白々と夜が明けていた。Aは、鉛のように重い体を無理矢理ベッドから引き剥がし、わが身に鞭打ち出社していた。

　そのような状態が半年ほど続いたところで、食事が喉を通らなくなり、体重が10kg減少。物事を考えようとすると頭が締め付けられるように痛くなり、思考することができず、仕事にも支障をきたす事態となっていた。とうとう、あまりの苦しさに、少しでも楽になれたら、と死に救いを求める気持ちすらわきあがっていた。

　Aの職場では、EAP（従業員支援プログラム）を導入しており、Aはアンケート形式のメンタルヘルスチェックに取り組んだ。その結果、Aが、不眠、食欲不振、体重減少、起床困難、頭痛、思考の抑制、集中力の低下、希死念慮など、さまざまな心身の不調を自覚していることが明らかになった。

　EAPの臨床心理士は、メンタルヘルスチェックの結果を受け取り、Aが一刻を争う危険な状態にあると判断した。臨床心理士は、早急に個別面談を設定しようとしたが、Aは仕事を理由に面談を渋り、約束を取り付けるこ

とが難しかった。

　ほどなくAが、持ち場を離れ、一時的に所在不明になった。そして、会社の屋上で立ち尽くしているところを同僚に発見された。同僚に促され面談の場面に現れたAは、見るからにやつれた面持ちであった。臨床心理士は、メンタルヘルスチェックの結果を示しながら、Aの精神状態が深刻な状態にあることを説明した。Aは、業務が多忙で休む間がないと訴え、面談中も電話で呼び出されるほどであった。

　そしてAは、人員削減以降、課長の指示で残業や休日出勤が常態化していることを打ち明けた。Aの勤務状況を確認すると、過去1年間にわたり、時間外・休日労働が月平均90時間に及ぶことが明らかになった。臨床心理士は、すぐさま関連する医療機関を受診するよう勧めた。しかしAは、「自分が休めばまわりの同僚に迷惑をかける」と医療機関受診に抵抗を示した。臨床心理士は、Aの罪悪感に共感を示しつつ、このまま無理を続ければ、体が音をあげ出勤できなくなる可能性が高いのではないか、と伝えた。Aは、渋々だが、その足で勧められた医療機関を受診した。

見立て

　EAPが連携している医療機関の精神科医師は、Aの話に耳を傾け、Aが**長時間労働**によりうつ病を発症していると診断した。そして、薬物療法と、3か月間の休職を提案した。Aは硬い表情でそれを受け入れた。

長時間労働
労働時間が長時間に渡ると疲労の蓄積をもたらし、脳・心臓疾患やうつ病など、健康に重大な影響を与えうる。2006年より、月80時間、あるいは100時間を越える時間外・休日労働を行った労働者に対して、産業医等による面接指導の実施が義務付けられている。

援助の経過

　休職期間が1か月経過した頃、服薬治療と休養のおかげか、Aの睡眠と食欲が少しずつ回復し始めた。それに伴いAは、「早く仕事に戻らないと」と焦りを強くした。しかし、職場のことを思い出すだけで足がすくみ、体が震える状態で、職場に顔を出すことも難しかった。主治医は、Aにカウンセリングを勧めた。

　EAPの臨床心理士は、Aの不安を慮り、職場とは異なるEAP事務所において、復職に向けた個別カウンセリングを実施した。Aは、病状が改善してきたことに加え、職場ではない場所で会っているという安心感もあり、以前より和らいだ表情で臨床心理士に向き合った。Aは「実は話しにくいことなのですが」と断った上で、ゆっくりと話し始めた。臨床心理士はAの言葉に耳を傾けた。

　Aの語るところによると、Aの職場の課長は、高圧的な口調で部下を叱咤激励することを常としているようだった。反論する職員は皆の前で面罵され、およそ自由な発言は認められなかった。結果的に、職場には課長の言葉が絶対という雰囲気が漂っていた。Aを含め職場の同僚達は、何も言い返すことができず、言われるがままに夜遅くまで仕事を続け、休みの日にも出勤していた。

　課長の指示による時間外勤務や休日出勤といった**過重労働**が常態化するなかで、Aは精神的に追いつめられていった。そしてある日、Aは茫然自失の状態で屋上に立っていたという。「あのとき、同僚に声をかけられなかったら、自分は命を絶っていたかもしれない」とAは振り返って語った。

　臨床心理士は、Aの職場の人事担当、および所属部長ら管理職と面談を行い、課長の言動は**ハラスメント**に該当する可能性があることを伝えた。そして、従業員の精

過重労働
脳血管性疾患、虚血性心疾患、及び精神障害を引き起こしうる過重な業務。極度の精神的負荷を引き起こす異常な出来事、日常業務に比較して過重な身体的・精神的負荷を生じさせる短期間の過重業務、長時間の過重業務からなる。

ハラスメント
他者に対する発言・行動などが、本人の意図とは関係なく、相手を不快にさせたり、尊厳を傷つけたり、不利益を与えたり、脅威を与えることを指す。セクシャル・ハラスメント、アカデミック・ハラスメント、パワー・ハラスメント、ジェンダー・ハラスメント、モラル・ハラスメント、アルコール・ハラスメントなどに分類される。

神疾患や**過労死**が過重労働などの業務に起因して発症した場合、労働契約上の債務不履行として企業の安全配慮義務違反が問われ、業務災害として**労災**に認定されるという理解が共有された。

その後も臨床心理士は、人事担当や職場上長らとの面談を重ねた。管理職は当該課長の認識不足と指導能力の問題を厳しく注意し、配置換えに踏み切った。臨床心理士は、職場環境の改善を目指し、社内向けの講演会やグループワークを行った。そこには、**脆弱性ストレスモデル**に基づく心理教育が含まれており、精神疾患が発症するのは、その人の生来の特徴だけが原因ではなく、後天的なストレスにより、精神的な安定性が脅かされた場合である、という考えを浸透させた。こうして、精神疾患の予防・早期発見に積極的に取り組む風土作りを行った。

休職期間中、Aは、医師、臨床心理士、人事担当らと相談し、段階的な軽減勤務のプログラムに取り組んだ。そして、休職期間が明けたAは、職場への再適応に踏み出した。

過労死
業務における過重な負荷による脳血管疾患、もしくは心臓疾患を原因とする死亡。加えて、業務における強い心理的負荷による精神障害を原因とする自殺による死亡を指す。

労災
労働災害の略。労働者が業務中に負傷、疾病、障害、死亡する災害のこと。

脆弱性ストレスモデル
生来的な素因と、ライフイベントなどの環境からのストレスが相互作用して精神疾患を引き起こすという疾患概念。

考察

本事例は、職場の上長によるパワー・ハラスメントを背景に、長時間労働に至り、過労自殺を考えるまで追い詰められた会社員の事例である。2007年のサブプライム・ローン問題に端を発した世界不況の影響は日本にも波及し、景気が冷え込む中、企業はリストラによる人員削減など、厳しい経営を強いられている。解雇された者はもちろん、会社に残ることが出来た者も過重労働を強いられるなど、心身ともに負担は大きい。その結果、会社員の精神疾患発症や自殺など、労災件数も増え続けている。

こうした状況において、EAP（従業員支援プログラム）による

支援がこれまで以上に期待されていると言える。本事例では、医療機関との連携、個人カウンセリングに加え、会社の人事担当との連携や、社内教育など、臨床心理士が多角的に専門性を発揮することで、本人を援助することができた。このようなコラボレーション・アプローチが、今後もますます必要となってくるだろう。 　　　　　　　　　（堀江桂吾）

参考文献
厚生労働省「過労死等防止対策」厚生労働省ホームページ.〈http://www.mhlw.go.jp/stf/seisakunitsuite/bunya/0000053725.html〉2015.5.15.
佐藤光源（2011）「疾患概念と精神医療・福祉──発症脆弱性を中心に」『精神神経学雑誌』113（1）, pp.102-110.
島悟（2008）「過重労働とメンタルヘルス──特に長時間労働とメンタルヘルス」『産業医学レビュー』20（4）, pp.161-173.

事例8 職場における復職の問題
－うつ病からの職場復帰と復職支援－

キーワード 休職 | リワークプログラム | セルフケア | ラインケア |
事業場内産業保健スタッフ等のケア | 事業場外資源によるケア

ケースの概要

　30歳後半の男性Aは、抑うつによる**休職**に入って2か月目で、精神科クリニックに併設されているカウンセリングルームに来談した。カウンセリングルームは、Aの勤務している鉄道会社が契約する従業員支援プログラム（Employee Assistance Program: EAP）の外部委託機関のひとつであり、AはEAPのサービスの利用の一環として来談した。Aは、担当した臨床心理士に開口一番「1日でも早く復職したいんです」と話し、これまでの経緯を説明し始めた。

　休職する前のAは、鉄道会社で10年以上運転手として勤務していた。運転手の業務は、時間の順守、交代勤務、乗客への安全配慮など、日常的にストレスフルな業務であったが、Aはやりがいを持って、勤務していた。しかし新しい上司の異動と第一子の誕生によってAの状況は大きく乱れ始めた。

　異動してきた上司は以前の上司と較べ、非常に高圧的であり、部下がミスをすると大声で怒鳴るような人であった。そんな中、Aの同僚のひとりがたびたび上司に厳しく叱責され、その後欠勤が多くなり、最終的には休職となってしまう。交代制の勤務のため、休職した同僚の分のシフトは、Aたちが分担して受け持つ必要が生じた。

　そして、その頃Aには第一子が生まれる。Aにとっては待望の子どもであり、とても嬉しく感じたが、一方で子どもの夜泣きで夜中に目が覚める生活が続いた。勤務

休職
会社に籍を残しつつ、仕事を一時的に休むこと。多くの会社は、主に正社員を対象に「病気やケガで一時的に働けなくなったとき、しばらく休みを取らせて回復を待つ制度」を設けている。休職時の給与の取り決めや休職期間は、法的な取り決めはないため各会社の判断に任されており、休職中でも給与を支給する会社もあれば、まったく支払わないという会社もある。
長期療養に入る場合はまず主治医の記載した診断書（病名、療養が必要な旨の記載、必要な療養期間を記載）を提出する。

体制が過密になり、睡眠の質が充分に担保されない期間が続くに従って、Aにもミスが目立つようになり、休職した同僚と同じように今度はAが上司に厳しく叱責されるようになった。そして遅刻、欠勤が見られるようになったところで、産業医との面談が入り、精神科への受診を促され、3か月の休職となった。

　Aは当初から一日も早い復職を希望していた。Aの言い分は「私たちが休職した同僚の穴埋めをしていたように、私の空けた穴を今も誰かが埋めてくれている。その状況が過酷なことは私が一番知っている。だから1日でも早く復職しなければ」というものであった。しかし一方で、休職から1か月以上経った時点でも、新聞の内容が頭に入らないといった注意集中力の低下、入眠困難、中途覚醒などの睡眠障害、倦怠感、抑うつ感は遷延したままであった。そこで精神科主治医はAにカウンセリングを勧め、来談に至った。

見立て

　臨床心理士は、Aの話を聞きながら、現時点でAに強い影響を及ぼしていると考えられる外的要因のほとんどが調整されていないことに懸念を抱いた。環境調整が一定程度行われなければ、Aの復職は困難であり、仮に復職しても再発の危険性が高いと感じられた。また来談時のAの心理的状況は強い焦燥感と罪悪感に彩られており、これらが症状の軽快を妨げ、適応的な現実検討力を阻害しているように感じられた。

　すでに当初予定されていた休職期間は残り1か月となっており、残りの休職期間でAが復職し、責任ある業務に携われる可能性は現時点では低いのではないかと考え

られた。このことから臨床心理士は、休職期間の延長とAの認知の変化を促すためにも**リワークプログラム**への参加が適切なのではないかと考えた。そしてその見解を主治医に伝えたところ、主治医も同様の印象を抱いており、Aの休職期間の延長をA自身、またAの職場の産業医へ提案した。

援助の経過

　休職期間の延長を提案されたAは強い抵抗を示した。そこで臨床心理士は、焦燥感、罪悪感が今ここにおいて非常に強いこと、そしてそれらの感情が強すぎるため復職ということにしか意識が向いておらず、Aのセルフモニタリングがほとんど機能していない点を丁寧に扱った。また精神科主治医からは、生活活動表から睡眠状態がいまだ充分な改善を見ていないこと、うつエピソードの繰り返しは予後を非常に悪くすることなどが説明された。会社側からは、旅客営業である以上万全の状態で復職してほしいこと、また短期間に2名の休職者を出した職場環境について調査調整を行う旨が伝えられた。これらの周囲の説得があったが、Aはそれでも休職の延長については難色を示していた。

　しかし、あるセッションでAの妻が同席したいと来談した。Aは不本意そうにしていたが、妻の強い希望があり、同席でセッションを持つこととなった。そこで妻はAが家で抑うつ的になっていること、夜にうなされ充分に眠れておらず、このまま復職することが非常に心配であることを涙ながらに語った。そして家でAと休職を延長する話になると、Aは決まって不機嫌になるか、怒り出すかし、余計に精神状態が悪くなるので、どうしてい

リワークプログラム
休職と復職の間のつまずきやすい"段差"を無理なく、着実に昇り切れるよう、復職に向けたウォーミングアップを行う。療養生活から本格的な職場復帰へ、無理なくスムーズに移行させることがねらいであり、さらに、再発・再休職の予防の手助けになるといわれている。リワークプログラムは、公的サービスとして実施されているものと、民間の医療機関やNPO法人などが行っているものがある。
構造は施設によって異なるが、基本的には精神科デイケア同様、週5日、曜日毎にプログラム（ヨガや卓球等余暇・体力作り的なもの、疾病教育・心理教育・認知行動療法・SSTなど学習グループ、オフィスワーク・パソコンなどの訓練、ミーティング）が用意されており、グループ活動を通して対人交流スキルの獲得や疾患への理解の促進、再発、再休職の予防を目的とした体調や症状の自己管理（セルフケア）・復職準備性の確認などを行う。参加の頻度（週に何回通うか）はその人の症状の改善に合わせてスタッフと相談して決定し、段階的に日数を増やしていく場合が多い。
（→109ページも参照）

いか分からなくなり、来談したのだという。

　Aは現状を主治医や臨床心理士にある程度正直に報告はしていたが、復職の妨げになるようなことは、少しずつ曖昧に話していた。Aの現状が客観的に共有されたことと、妻の心情の吐露がAの心を動かし、Aは不本意そうにしながらも、休職の延長とリワークプログラムの参加に同意した。

　リワークプログラムでは、認知行動療法的な心理教育やソーシャルスキルズトレーニング（Social Skills Training: SST）、ミーティングなどを受け、Aは復職を目前にする利用者と自分との違いをカウンセリングの中で話すようになる。そして、当初の休職期間明けで復職していたら、おそらく自分は早い段階で再発していただろうと語った。

　外的環境にもよい兆しが見えるようになる。家庭環境では、双方の両親が育児の手伝いに入ってくれるようになり、Aが夜泣きで起こされることも少なくなっていった。また職場では、上司の部下の対応について指導が入り、そのことが同僚からAの元にも連絡された。

　そしてAは休職を3か月延長し、試し出勤を行い、復職していった。その後もAは、半年ほどの間、服薬、カウンセリングを受け、抑うつ的になることもありながらも、安定していった。

考察

　2012年に厚生労働省は、「職場における心の健康づくり～労働者の心の健康の保持増進のための指針～」を示している。その中で、「**セルフケア**」「**ラインケア**」「**事業場内産業保健スタッフ等のケア**」「**事業場外資源によるケア**」の4つのケアを継続的かつ計画的に行う必要があるとしている。本事例では、精神科医の受診、臨床心理士の面接、リワークプログラムの

セルフケア
労働者自身がストレスや心の健康について理解し、自らのストレスを予防・軽減する、あるいはこれに対処できるようにすること。労働者自身が、ストレスとはどのようなもので、ストレスを避けるためにはどのようにしたらよいか、ストレスがたまってしまったサインにはどのようなものがあるか、サインが現れたらどうしたらいいかなど、心の健康を維持増進するための知識を習得、それを実行する。BSCP（勤労者のためのコーピング特性簡易尺度）を用いた自分のストレスパターンの理解や、認知行動療法を用いた方法などがある。

ラインケア
管理監督者が、心の健康に関して、部下に当たる労働者のへ個別の指導・相談や、職場環境等の改善を行う取り組み。

参加が、「事業場外資源によるケア」に該当し、その中でのカウンセリング、心理教育、SSTなどが「セルフケア」の促進に該当するであろう。また、Aの職場で行われた上司への指導などは「ラインケア」に該当する。

このように、労働場面におけるメンタルヘルスや復職の問題では、カウンセラーが前面に出て狭義の心理療法を行うというよりも、適応上の問題がどのようなきっかけで発生し、それが医学的あるいは治療的対応が必要なのか、職務上の問題解決が必要なのかを見極め、必要に応じてコンサルテーションを行いながら、場合によってはクライエントの職場、家族などとも連携を取っていく必要がある。

また本事例では触れられなかったが、「事業場内産業保健スタッフ等のケア」として、職場内の職員の支援を行う可能性もあるであろう。この場合は、「労務を提供できるか否か」、つまり、労務管理という視点での対応が適切といえる。診断と治療は通院先の主治医に任せ、職場は業務ができるかどうかで判断する。そして職場でどのように適応していくか、上司や同僚とどのようにうまく関わりを持つかといった現実的・具体的問題解決に焦点を絞り、より適切な職場内の「ラインケア」の整備に努める必要があると考えられる。（福榮みか）

事業場内産業保健スタッフ等のケア
産業医や産業看護職、カウンセラー、衛生管理者など、職場の健康を守る専門職が、職場の心の健康づくり対策の提言を行うとともに、その推進を行い、また、労働者および管理監督者を支援すること。

事業場外資源によるケア
外部の精神科病院やクリニック、カウンセリングルーム、公的機関である精神保健福祉センターや保健所など、専門的知識を有する機関および専門家を活用し、その支援を受けること。

参考文献
うつ病リワーク研究会（著）秋山剛（監修）（2010）『誰にも書けなかった復職支援のすべて』日本リーダーズ協会．
大西守・篠木満・河野啓子・廣尚典・菊地章彦（編著）（1998）『産業心理相談ハンドブック』金子書房．
大西守・廣尚典・市川佳居（編）（2006）『職場のメンタルヘルス100のレシピ』金子書房．
影山隆之・小林敏生・河島美枝子・金丸由希子（2004）「勤労者のためのコーピング特性簡易尺度（BSCP）の開発——信頼性・妥当性についての基礎的検討」『産業衛生学雑誌』46(4)．p.103-114．
難波克行（2013）『職場のメンタルヘルス入門』日本経済新聞出版社．
山本晴義（2015）『図解やさしくわかる うつ病からの職場復帰』ナツメ社．
吉野聡（著）松崎一葉（監修）（2012）『精神科産業医が明かす職場のメンタルヘルスの正しい知識』日本法令．
オブホルツァー，A.、ロバーツ，V. Z.（編）武井麻子（監訳）（2014）『組織のストレスとコンサルテーション——対人援助サービスと職場の無意識』金剛出版．

第Ⅰ部 事例編／第3章 地域・家庭

事例9　　出産・育児をめぐって
　　　　　　　－第2子の出産をきっかけに抑うつ的になった母親－

事例10　　家庭内暴力
　　　　　　　－配偶者からの暴力によりうつ病を呈した女性－

事例11　　突然の喪失体験
　　　　　　　－子どもの突然の死から抑うつ状態となった母親－

●さまざまなうつの問題は、家庭に通じて取り上げることが可能だが、本章では、あえて家庭の中の問題として典型的な場面に絞って事例を作成した。いずれも、うつに陥る大きな契機となる家庭内の出来事に焦点があてられている。他にも、ここで挙げた問題は、家庭の中で大きな援助が必要とされていながら、なかなか支援の手が届きにくいという共通の特徴がある。本人たちが、自分のうつ症状を主として相談機関を訪れる可能性よりも、家族の中の別な問題を入り口にして見えてくる場合が多く、適切な援助のために、地域の支援者がSOSをいかにキャッチするかにかかっている。なお高齢者のうつの問題は、今後重要になると思われるが、ここでは、育児を中心としたうつの問題に限定した。

❶出産をめぐって女性が体験するうつの問題

　女性の場合、月経、妊娠、出産、更年期など、ホルモンのバランスが乱れ不安定な心身の状態に陥りやすい時期が多くあり、うつ病の誘因となる。マタニティブルーズ、産後うつ病、あるいは更年期にかかる頃に重なる子育て後の燃え尽き（空の巣症候群）などが広く知られている。産後うつの問題は、子育て支援の最たるトピックとなっており、母子保健の領域として、妊娠期から、そのリスクを考えての支援が盛んである。

❷家庭内の暴力の問題

　家庭内の問題が、子育て支援の場で浮きあがるケースは多くある。事例10のように、子どもへの虐待予防という観点のみならず、親がうつ的な症状を呈したところから、家族内での葛藤・暴力が見いだされる場合がある。単なるうつ症状への助言とは異なる支援の方略が求められるので留意したい。

❸大切な家族の喪失体験の問題

　最後に、突然の喪失体験を抱えた家庭の問題について、岩藤がまとめている。この事例は、偶然相談過程にあった家族が迎えた子どもの事故死という設定だが、予期しない大切な人を失うことによる心のダメージから、深刻な抑うつ症状が長期にわたることがある。このようなケースの場合にこそ、心理的な援助が必要だが、症状が軽快することそのものに自責の念を抱えてしまう彼らが、自ら相談機関を訪れることは難しい。支援の手が届くためには、家族や周囲の身近な人々の理解と知識が必要となる。それゆえ、予防・啓発が重要となる。

　不幸にも大災害を経験した私たちにとって、突然の喪失は、非常に身近な体験となってしまった。喪失の体験から、災害後も、大きな心の傷を抱えたまま、長期にわたって社会から孤立してしまう人の支援は、大きな課題であろう。地域の中で支援者が、もっと自然に出会いやすくなるシステム作りも求められる。

事例9 出産・育児をめぐって
－第2子の出産をきっかけに抑うつ的になった母親－

キーワード エジンバラ産後うつ病自己評価票｜育児ストレス｜産褥期｜マタニティブルーズ｜産後うつ病

ケースの概要

　Aは第2子の妊娠をきっかけに、現在の居住地に転居してきた。妊娠当時、家族は会社員の夫（30代）、A（30代）、長男（4歳）であった。Aは、長男を生後8か月から保育園にあずけ働いてきた。第2子の長女の妊娠では、4か月頃までつわりがひどく外出するとめまいや吐き気がすることがあったが、5か月頃から体調も徐々に安定するようになった。その後予定日より1日遅れて、陣痛が始まった。出産まで28時間かかり、その間食事が摂れず、ほとんど眠れない状態が続いた。

　出産後2日目の夜に、Aは涙が止まらず、突然息苦しくなると担当の看護師に不安を訴えた。看護師はAに母親の身体の回復には時間がかかることを伝え、母乳指導では無理がかからないよう配慮した。Aの状態は徐々に落ち着いていったが、1か月健診でAは看護師に子どもの夜泣きが激しいためあまり眠れていないことを伝えてきた。その時のAの様子は、元気がなく顔の表情が乏しかった。

見立て

　産科の看護師長から、小児科医に母親の状況が報告された。小児科医は子どもの発育は順調であるが、Aがうつ状態になり、子どもの養育が困難になると考え、小児科の臨床心理士（以下「心理士」）に面接の依頼をした。A

も話を聴いてもらうことで楽になるかもしれないと面接に承諾した。

　心理士がAに会ったとき、Aは硬い表情であったがぽつぽつと話し始めた。これまで義理の母に長男や長女の世話を手伝ってもらったが申し訳ない気持ちがあること、長女を窓から放り投げてしまうのではないかという不安に襲われたり、涙があふれてとまらなくなることが語られた。また、妊娠期から体調に気をつけてきたにもかかわらず、陣痛が長くなり意識がもうろうとして力が尽きてしまい、思い描いていたような出産ではなかったこと、身体は少しずつ落ち着いてきたが心がついていかないと涙ながらに語られた。**エジンバラ産後うつ病自己評価票**を施行したところ、15点と基準となる点数（9点）よりも高かった。

　心理士は、Aが妊娠期から栄養や身体面で気をつけてきたもかかわらず、長女の出産が非常に苦しいものになったことと、子ども2人の育児がうまくいかないことから涙もろくなりうつ状態になっていると見立てた。

援助の経過

　2回の面談を通じて、Aは夫に迷惑をかけてはいけないと思い、子育てで困っていることを話してはいなかったことがわかってきた。心理士は、Aの**育児ストレス**の軽減のため、2人目になると夫の協力がより必要となること、時には子どもを夫に見てもらい、リフレッシュする時間をもつことが大切であることを伝えた。また、Aは子育てを完璧にやろうと思うほどうまくいかなくなり、一日中家にいるのに家事や子育てがきちんとできないと自分を責めてしまい、子どもと外に出かけていく気持ちにな

エジンバラ産後うつ病自己評価票
1987年に、英国でCoxらが産後うつ病のスクリーニング・テストとして開発した。日本でも翻訳がなされ、母子保健領域で広く用いられている。項目は10項目で、各項目は0から3点でその項目の得点を合計する。産後うつ病が疑われる区分点は、研究によって違いがあるが、一般的には9点以上が産後うつの状態の可能性が高いと考えられている。

育児ストレス
育児をストレッサーと捉え、それが親に与えるネガティブな身体的・心理的な反応のこと。育児に関するネガティブな意識である「育児不安」と同義に用いられることが多い。

れないとのことであった。心理士はうつ状態が高まっているると判断し、地域資源につなげるためにAの了承のもと、保健センターの保健師に家庭訪問を依頼した。数日後に保健師からAの自宅へ訪問がなされた。保健師から、「今はゆっくりとしたペースでいい」と言ったところ、Aはいくらか安堵した様子であったこと、家事や子育てを援助しているNPO法人から週に1回2時間3か月程度サポーターに来てもらうことを提案したことが、心理士に報告された。

その後、Aが生後6か月の長女の乳幼児健診で小児科を訪れたときに、心理士はAと会った。休日は夫に長男を公園に連れてもらっていることや、家事を一緒に手伝ってもらったり気持ちを聴いてもらう中で余裕が生まれてきたこと、さらに昼間はサポーターに教えてもらった地域の子育てひろばにも出かけていることが語られ、表情にも明るさが見られた。

考察

本事例の母親の出産は陣痛が長引き、いわゆる難産であった。母親は、第1子の出産では問題なかったが、第2子では想像していた出産とは異なることにショックを受けていた。また母親にとって、ホルモンの変化の影響もあり、**産褥期**はこころも敏感になっている時期である。通常であれば気にならないことでも、自分を責めてしまうことが起こりうる。すなわち、この時期は身体の中で赤ちゃんを抱えていた自分から、一人の自分に戻っていくために心身のバランスを整えていくこと（永田, 2011）が大切である。

出産後、比較的多くの母親が**マタニティブルーズ**のような状態になる。本事例の母親は、まわりに知っているひとがいないため孤立しやすく、出産後の情緒的不安定が見られた。ま

産褥期
母親が赤ちゃんを出産後、妊娠していない前の身体に戻る期間のこと。通常、6〜8週くらいである。

マタニティブルーズ
出産直後から数日以内に見られる、涙もろさ、気分の移り変わり、イライラ感といった心身の不調。出産後の多くの母親が体験し、通常自然に落ち着いてくる。

た、エジンバラ産後うつ病自己評価票の得点からうつ状態が高いことがうかがわれ、マタニティブルーズから**産後うつ病**へと状態が深刻化することが危惧された。産後うつ病によって、母親の育児困難が悪化し、母子ならびに家族の関係性や子どもの成長への影響が懸念されるため、うつ状態が続いている母親を早期に発見し適切なケアへつなぐことが肝要である。

本事例の心理学的援助のポイントは次の2つがあげられる。1つは、母親の体験を妊娠期〜産褥期〜子育て期と時間軸に沿って捉えていくことである。この時期は、親になることや子どもを育てることを中心に、親の心が再編されていく（スターン，2000）。母親が子どもを育てることをどう捉え感じているのかという主観的体験に寄り添った支援が必要となる。

もう1つは、母親と子どもが生き生きと過ごすために、どのようなかかわりが必要であるのかという環境調整である。本事例では、心理士が第2子の出産・育児のため、第1子の養育も含めて夫と話し合う必要があることを伝え、保健センターにつないだ。保健師は、電話連絡や家庭訪問をすることで、育児に関する情報を伝えることができる（西園，2011）。本事例でも、保健師の訪問をきっかけに、産後の身体的・心理的不調を抱える親のための育児や家事のサポートを受け、うつ状態も緩和していったと考えられる。病院内にとどまらず、地域でどのような支援があるのか、可能であればお互いに顔の見える関係性を日頃から築いておくことが望ましい。

（谷田征子）

産後うつ病
出産後4〜6週頃から発症し、マタニティブルーズより遅れて現れる。そうした症状が2週間以上継続し、臨床診断によって産後うつ病と確定される。気分が沈む、生活の中で興味や喜びが感じられない、赤ちゃんに何の感情もわかない、眠れないといった症状が見られる。

参考文献
永田雅子（2011）『周産期のこころのケア──親と子の出会いとメンタルヘルス』遠見書房．
西園マーハ文（2011）『産後メンタルヘルス援助の考え方と実践──地域で支える子育てのスタート』岩崎学術出版社．
スターン, D.N.（著）馬場禮子・青木紀久代（訳）（2000）『親-乳幼児心理療法──母性のコンステレーション』岩崎学術出版社．

事例10 家庭内暴力
－配偶者からの暴力によりうつ病を呈した女性－

キーワード 女性支援センター｜母子生活支援施設｜PTSD｜
配偶者からの暴力の防止及び被害者保護に関する法律｜心理教育

ケースの概要

　A（35歳）は、下の子どもの乳幼児健診の場で、気がかりな状況が見られた。健診の待ち時間中は、ドアの開け閉めの音にビクっとする様子や、子どもがAの顔に手を伸ばして関わりを求めても、Aは心ここにあらずといった様子が見られた。

　担当の保健師との問診の中では、子どもの発達面は順調である一方で、育児がうまくいかない様子が語られたため、心理相談が勧められた。心理相談では、「子どもについあたってしまうこと」だけでなく、3か月くらい前から、夜になると動悸がすること、夜十分に眠れていないこと、そのせいか子どもの生活リズムも乱れがちであること、無気力となり、家事も以前ほどやる気が出ないことなど、生活全般がうまく回っていないことが言葉少なに語られ、周囲から孤立しがちで自責的な様子がうかがえた。

見立て

　健診後のスタッフミーティングで、心理士よりAのやる気の低下や不眠などの抑うつの精神症状に加えて、動悸といった身体症状、びくびくしている様子が気がかりであると伝えられた。また、実際にどの程度育児ができているのか確認し、現実的なサポートを提供していくことが必要だろうと話し合われ、担当保健師が家庭訪問を

することとなった。

　担当保健師が家庭訪問をする中で、Aが怪我をしていたので、病院の受診を勧めると、「実は」と、夫による暴力や暴言に1年前から悩まされていることを打ち明けた。フォローアップのミーティングでは、担当保健師より、Aが夫による暴力（以下「DV」）被害にあっているが別れる決心がつかない様子が報告された。

　夫は1年前から、Aとの会話の中で、気に入らないことがあるとキレるようになり、Aを否定しては罵るようになった。半年が過ぎたころ、暴れ、手当り次第にモノを投げることもはじまった。夫は、そうしたことがあった翌日になると、Aに「もうしないから、許してほしい」と謝り、許しを請い、その後しばらくは、以前のやさしい夫なのだという。夫は仕事でうまくいっていない様子だったため、Aは夫のこうした暴言や暴力に怯えつつも、仕事のストレスによるものと理解し、受け止め、妻として支えなければと考えていた。しかし、暴言や暴力がエスカレートし、A自身にも夫の暴力が向かうようになり、殺されるかもしれないと恐怖を感じたという。

　その後Aは、夫の帰宅時刻が近づくと、動機と息切れが起こり、すべてがどうでもよくなり（感情麻痺）、いっそ死んでしまいたいとさえ思ったこともあるという（希死念慮）。思い詰めて実家に相談するも、暴力を振るわれる理由があるのではないかと言われ、誰にも相談できなかった。相談しても無駄だと思っていたという（無力感）。Aが訴えていた慢性的な精神症状や身体症状は、夫のDVによるものであったと考えられる。

第Ⅰ部　事例編／第3章　地域・家庭

援助の経過

保健師は、身の危険を感じた場合の連絡先を伝えた上で、専門知識のある安全な相談場所として、**女性支援センター**への相談を提案した。Aは、女性支援センターで相談を重ねる中で、夫と離れる決意を固め、シェルターに母子ともに一時保護された。そこで、自身は悪くないことや、暴力と支配についての仕組みなどを学び、子どもとともに新しい人生を歩むために、**母子生活支援施設**へと入所した。

入所後3か月頃から、何か物音がすると夫の暴力がフラッシュバックし、パニックや不眠に悩まされるようになった。心療内科で、DVによる**PTSD**（心的外傷後ストレス障害）と診断を受け、薬物療法と並行してカウンセリングを受けることとなった。そこでは、過去の体験を繰り返し語り、自分のライフストーリーを再編していきながら、症状は回復へと向かっているとのことである。

女性支援センター
各自治体に設置されている、女性のさまざまな悩みの相談に応じる施設。配偶者間暴力防止相談支援センターも兼ね、被害女性の緊急の保護や自立のための支援の相談に応じる。

母子生活支援施設
18歳未満の子どもを養育している母子家庭、または何らかの事情で離婚の届出ができないなど、母子家庭に準じる家庭の女性が、子どもと一緒に利用できる施設。
さまざまな事情で入所する母親と子どもに対して、心身と生活を安定させるための相談・援助を進めながら、自立を支援する。

PTSD
命の安全が脅かされるような出来事、天災、事故、犯罪、虐待などによって強い精神的衝撃を受けることが原因で、著しい苦痛や、生活機能の障害をもたらしているストレス障害。不安や不眠などの過覚醒症状、トラウマの原因となった出来事や場面を避けようとする回避傾向、トラウマ体験の全体や一部を追体験するフラッシュバックが症状として1か月以上続く障害。

考察

本事例は、配偶者による家庭内暴力（DV）という環境因によって引き起こされた抑うつの事例である。問題が深刻化するまで、外部の手が届きにくい問題のひとつである。この事例の場合、検診時のわずかな時間ながら、保健師と心理職の連携によって母親の精神状態をとらえ、保健師の家庭訪問に結びつけたことが支援の糸口となった。家庭内暴力は、思春期に起こる対親への暴力と、配偶者間（多くは夫から妻）の暴力に分けられる。ここでは、配偶者間暴力に限定する。

配偶者間暴力は、1990年代まで、「夫婦喧嘩は犬も喰わない」とされ、警察も民事不介入であった。2001年に「**配偶者からの暴力の防止及び被害者保護に関する法律**」が定められ、DVが犯罪であり、妻や子は被害者であると明記された。しか

し、虐待がしつけと称してなされることが多いように、DVもまた夫婦の愛情という名のもとで行われることが多い。そのため本事例のように、発見される頃にはDVが常態化し、抑うつやパニック等の精神症状が慢性化していることが一般的である。また、被害女性自身がDVを隠していたり、無力感から相談できないことも多々あるため、医師や看護師、保健師、保育士、臨床心理士などが連携し、支援につなげる努力が必要となる。

　DV被害者への支援は、女性相談センター等が中心となり、被害者の安全の確保のために、シェルターや一時保護所に保護することが第一である。安全が確保された状況で、**心理教育**が行われる。そこでは、自身が暴力被害者であると認知し、暴力の仕組みを知ること、自身は悪くないという免責性を獲得することが目指される（信田, 2011）。

　また、本事例のように、女性の自立支援だけでなく、安全が確保された後にフラッシュバックやうつなどのPTSD症状が生じることから、それに対する治療も必要となる。支援には、DVに関する専門知識が必須であり、福祉機関や医療機関だけでなく、警察や司法機関との連携が必要になることもある。

（中村沙緒梨）

配偶者からの暴力の防止及び被害者保護に関する法律
通称DV防止法。この法律により、配偶者からの暴力が犯罪として明確にされた。2001年に施行され、2004年に一部改定された。配偶者暴力防止相談支援センターの設置、被害者発見のための通告義務の規定、被害者の保護命令制度の設置を柱とする。

心理教育
広く心理学の専門的な知識や対人関係のスキルを教授することを通して、今自分の抱えている問題や、今後起こりうるかもしれない問題に備えて、生活をよりよく豊かにするための教育のこと。
（→26, 34, 94, 134ページも参照）

参考文献
信田さよ子（2011）「DV・虐待の支援」日本心理臨床学会（編）『心理臨床学事典』丸善出版, pp.616-617.

事例11 突然の喪失体験
－子どもの突然の死から抑うつ状態となった母親－

キーワード 死の否定｜悲嘆｜モーニング（喪の作業）｜記念日反応｜自責感

ケースの概要

　Tはおとなしく、目立たない中学1年の男児だった。母子家庭で、小学4年の弟との3人家族であった。成績はよかったが、友人は少なく、部活での些細なトラブルから不登校になっていた。しかしその後、担任教諭やスクールカウンセラー（以下「SC」）の勧めで、適応指導教室に通い始めると、仲の良い友人もでき、表情もみるみる明るくなっていった。母親にも通うのが楽しいと話していたようである。だが、突然の事故はそんな矢先に起こった。教室に忘れ物を取りに向かう途中で不慮の事故に遭い、Tは亡くなったのである。

見立て

　母親を心配したSCは、葬儀の後も母親の様子を案じて何度か自宅に足を運んだ。不慮の事故死から3か月を経ても、母親は、食事がのどを通らず、眠れない日々が続いていた。SCは、母親に児童家庭支援センター（以下「センター」）への相談を勧め、母親もそれを希望したことから、センターへ紹介された。センターに母親からの相談の電話が入ったのは、その後まもなくのことであった。下の子どもの世話をしなくてはいけないとわかっているが、食事の支度をするのがやっとであると語った。まだ思い出すたびに涙があふれ、外出も難しい様子であった。眠れない、食欲がないというような、抑うつ的な症状も

継続していたことから、センターの心理士が定期的に訪問して話を聞くことにした。

母親は面接の中で、突然の訃報を受けたときの信じられない思いや、息子の名を呼びながら息子が行きそうなところを探し回ったことなどを語り始めた（**死の否定**）。やりきれない怒りや空しさや絶望感に苛まれ、なぜ13歳で死ななければならなかったのかという疑問と闘っていた。子どもの父親とは離別であったが、葬儀の際に連絡し、駆けつけてきたとのことだった。机の上に1枚の絵が貼ってあった。心理士が尋ねると、それはTが画いた水彩画で、とてもよく描けていると先生に言われ、本人も満足げであったらしいとのことだった。母親はそのことを語ると、突然に嗚咽した。翌日が母の日だったことから、その絵を取りに学校に戻ったのではないか、そして交通事故に遭ったのではないかということだった。「息子を止めればよかった」という自責の思いにかられた様子で、しばらく涙を止めることはできなかった。

この時点で、医療機関の受診を勧めることも考えられたが、母親は、「薬を飲んで気持ちを紛らわせたくない。1秒でも紛らしてしまえば、息子の存在が風化してしまいそう」と語った。長男の死によるこうした状態は、**対象喪失**から生じる**悲嘆**という経験において当然のごとく生じるものと考えられ、また、母親のパーソナリティ構造に病的な脆弱さは見受けられなかったことから、支援者側としては母親の思いを受け止めることを重視し、受診については強く勧めなかった。

死の否定
訃報に接した時に最初に生じる感情であり、突然死の場合には特に生じやすいとされる。

対象喪失
大切な人との離別や死別、愛するペットの死など、日ごろから愛情を注いでいる対象を失うこと。

悲嘆
対象喪失により経験する、さまざまな感情や身体反応のこと。強い悲しみに加え、怒りや自責の念、不安や孤独感、無力感や感情の麻痺などが生じる。また身体反応としては、胸をしめつけるような感覚や喉のつかえ、睡眠障害や食欲の減退をはじめ、離人感や故人がそばにいるという感覚を伴うことがある。

援助の経過

面談の中では、湧き起こってくるさまざまな感情と向

き合い、こころの中に収めていくことを援助した。時にはTのアルバムを見せてもらい、思い出話なども聞きながら、訪問面接を続けた。それから3か月も経つと表情にもいくらか笑みが戻り、睡眠も良好になってきた。母親は「次男のためにも頑張らなくては」と、仕事を再開した。それをきっかけに訪問による相談を終結し、月に2回程度、センターに来談してもらった。

母親の適応は一見すると良好であるように思われた。Tの部屋はそのままであり、遺品の整理もできてはいなかったが、仕事も家事もなんとかこなしているようであった。次男と一緒に、Tの思い出の品を一緒に集めて1冊のノートにまとめているとのことで、こうしたワークは、次男の心のケアにもつながることとして支持した。このように徐々に**モーニング（喪の作業）**を進めていたが、故人の月命日や誕生日、学校の終業式や運動会などの行事、クリスマスやお正月といった家族の思い出がある時期は、長男への思慕の念が強くなり、どうしようもないほどの寂しさや悲しみが押し寄せてくると語った。こうした**記念日反応**については、自然なこととして事前に母親に伝えていたが、「元気になることは息子を置き去りにしてしまうようで申し訳ない」と語り、一周忌を経て、うつ状態が再度強くなり、そうした状態が持続したことから、医療機関への受診を勧めた。

医療機関との連携を図りつつ、センターでの面接も定期的に行い、解決されてこなかった喪の課題に向き合いはじめた。その後1年が経過するころ、「私と息子、家族という絆が切れるということではないと思えるようになった。Tもきっと応援してくれている」と語るようになり、亡くなった長男とのつながりを確認しつつ、悲しみを抱えながらも、生きていこうとする様子がうかがえた。

モーニング（喪の作業）
愛する人の死に適応してゆく過程。段階的に回復へと向かうのではなく、意味を再編成してゆく営みであると捉えられるようになった（ニーマイアー, 2007）。（→36ページも参照）

記念日反応
故人にまつわる記念日、たとえば故人の誕生日や命日、特別な思い出のある日などに、悲しみや寂しさが募り、抑うつ的になること。

考察

 ここでは中学1年の息子の突然の死から、うつ状態となった母親の事例を挙げた。
 フロイトは、喪失の事実を知的に理解することと、情緒的に理解することとは異なると述べている（小此木,1979）。失った対象をあきらめていくこと（小此木,1979）は、あきらめたくはない思いとの内的な闘いである。その思いを手放していかざるを得ないのであるが、しかしそれは相手とのつながりを失うことではないことを確認していくのである。
 突然の死別体験では、大切な人への執着や未練を断念し、情緒的な関係を結び直していくことが、そのモーニングの過程で重要となるといわれる（山本,2014）。たとえば子どもを失った親の場合には、子どもの新たな内的表象を形成し、それを親の内的生活の中に統合してゆくことが、モーニングの最終目標となるとする見解が提示されている（Klass,2007）。
 モーニングは長く続くプロセスである。だが、死別後1年を経てもうつ状態が強く持続している場合には、医療的介入を考慮する必要があるとされる。立ち直りが難しいケースでは、状況的な要因や過去の体験や、パーソナリティ要因、精神科の既往歴などとの関連がみられることや（ウォーデン,2011）、**自責感**が強すぎる場合にはモーニングの過程が困難になる傾向があること（山本,2014）が報告されている。こうしたときには医療を含めての、慎重な対応が求められるであろう。

（岩藤裕美）

参考文献
小此木啓吾(1979)『対象喪失――悲しむということ』中央公論社.
山本力(2014)『喪失と悲嘆の心理臨床学――様態モデルとモーニングワーク』誠信書房.
ウォーデン,J.W.(著) 上地雄一郎・桑原晴子・濱崎碧(訳)(2011)『悲嘆カウンセリング』誠信書房.
ニーマイアー,R.A.(編) 富田拓郎・菊池安希子(監訳)(2007)『喪失と悲嘆の心理療法――構成主義からみた意味の探究』金剛出版, pp.85-103.
Klass,D.(2007)「遺された親の精神的、社会的ナラティブに見られる亡き子どもの内的表象」(ニーマイアー『喪失と悲嘆の心理療法――構成主義からみた意味の探究』, pp.85-103).

自責感
遺された人に生じる感情であり、故人に対し過去にしてしまったことや、事態を防ぐことができなかったことについて、自分を責める感情。

第Ⅰ部 事例編／第4章 学校

事例12　親子関係
　　　－仲間関係と母子関係の変化からうつ状態になった女子生徒－
事例13　いじめ
　　　　　　－いじめにより抑うつ傾向を示した小学生女児－
事例14　虐待
　　　　　－行動問題の背景に抑うつを抱えた被虐待児－
事例15　薬物非行
　　　　－うつを背景に急性非行として覚せい剤濫用を行った少年－
事例16　不登校・ひきこもり
　　　　　　－抑うつ傾向を示した中学生女子の不登校－
事例17　大学生
　　　　　　　　－将来への不安が膨らんだ男子大学院生－
事例18　発達障害
－二次障害として抑うつ傾向を示した広汎性発達障害の中学生男子－

●急激なストレスは、子どもの場合身体症状として出現することが多い。食欲の低下、登校時の吐き気や頭痛、発熱などは、単なる怠けとか甘えとしてではない理解が必要になる。思春期・青年期の抑うつには生物学的要因だけでなく、「個」の発達（心理学的要因）と、「関係」の発達（社会的要因）の側面がある。子どものうつに影響を与える心理学的要因と社会的要因には、以下のことが挙げられよう。

❶子どもが子どもらしくあるためには、その役割を見守るための「大人らしい大人」の存在が必要になる。社会学者が指摘するように、夫が働き妻が専業主婦として幸せな家庭を営む、という性役割に基づいた家族形態としての「戦後家族モデル」は崩壊しつつある。さらに、それまで2万人台前半で推移していた自殺者が1998年に初めて3万人を突破し、2011年まで14年間高止まることになった。大人社会（あるいは家族）もまた急激に揺らいでいるということができる。格差や排除といった大人社会のストレスは、子ども社会にも影響を与えていると考えられる。

❷思春期・青年期は自己意識の変化や分化によって、抑うつ的になりやすい時期である。この時期の抑うつの背景には、「親からの自立」という大きな課題が横たわっている。サリンジャーの「ライ麦畑でつかまえて」は、大人へと移行する子どもの不安定な心理と、安定した環境の重要性を見事に描写している。この「移行期」の心理的葛藤、抑うつは「自分とは何か」というアイデンティティの混乱と結びつくことが多い。さらにこの葛藤は、時として「抑うつ」ではなく非行やいじめなどの「行動化」（周囲が受け取りにくいメッセージ）として表出されることがある。

❸親からの自立に際しての受け皿になるのが、仲間関係である。しかし、現代の子どもの仲間関係は「同質」であることが遷延化し、人との違いは「キャラ作り」として劇化された場・関係に限定されることが多い。差異を認めない排他的な関係では、発達障害傾向にある子どもたちが仲間関係からはじかれ、不適応になることが少なくない。

●心理発達的変化を背景とする抑うつには、①環境に働きかけること、②本人の自己治癒力に働きかけること、③服薬による治療の3つを視野に入れながら、目の前のクライエントに適した援助方法が模索されることが望ましい。「クライエントがどんな環境を生きていて、どんな困難から抑うつ状態になっているか」への理解に近づくために、関係者それぞれが協働を意識し、クライエントへのよりよい支援体制の構築を心がけたいと考える。本章を通して、クライエントの回復と成長を支える環境、すなわち「器」としての学校と福祉（施設）の役割の重要さが繰り返し指摘されることになるだろう。

事例12 親子関係
－仲間関係と母子関係の変化からうつ状態になった女子生徒－

キーワード 子どものうつ｜心身症｜他機関への紹介｜プレイフル｜グループ体験

ケースの概要

子どものうつ
子どものうつに多い症状として、イライラや身体的訴え、ひきこもりがある。これらは「子どもは抑うつ的な気分をうまく身体化できず、イライラ感や身体症状、あるいは不登校などの行動面で表現する」(傳田, 2007)ためと考えられる。

　4人家族の長女である中学1年の女子生徒Aは、合唱部に所属し、夏休み前まではクラスでも部活動でも積極的に他の生徒をまとめていくなど、順調に過ごしていた。ただ、時折頭痛や腹痛が数日続くことがあって、市販薬を服用していたという。

　夏休みの部活合宿中、それまで仲良くしていた同学年女子生徒Bから突然無視され始め、それにともなって部活の対人関係もぎくしゃくし始めた。もともと責任感の強いAは、Bに話し合いを提案するものの、取りつく島がなく、2学期の始業後から部活動に行くことに強いストレスを感じるようになった。頭痛や身体のだるさを訴えることが多くなったため、内科受診をするものの、食欲の低下や不眠、登校時の吐き気、発熱など症状は多彩になるばかりであった。何とか登校は続けていたが、徐々に早退や遅刻が増えていき、やがて「もう何をやってもダメ……」と自尊心の低下を口にし、登校したりしなかったりといった状況に陥った。業を煮やした母親が、「いつまでも甘えたこと言ってないで！」とAを厳しく叱責した結果、Aは自室にひきこもり、昼夜逆転の生活となった。

見立て

　登校が安定しないAに対し、担任は折に触れて自宅を

事例12：親子関係　－仲間関係と母子関係の変化からうつ状態になった女子生徒－

訪問していた。Aと母親のトラブルを聞いた担任がスクールカウンセラー（以下「SC」）に相談し、SCと母親との面接が設定された。学校の相談室に来室した母親は、大変硬い表情で、「あの子のこと、先生（SC）にわかるんですか？」とピリピリとした態度で語り、強い緊張感が伝わってきた。Aは怠けている、自分はもっと厳しい状況で学校生活を送ってきたという歴史が打ち明けられた。

　SCは母親の負担をねぎらいつつ、これまでの経緯からうつと**心身症**の鑑別診断が必要と考えた。そこで、まずAの身体ケアを考えたい、もし身体に異常がない場合は、気持ちのバランスを整える必要がある、その際には精神薬の効果が期待できるかもしれないと丁寧に支援の方向性を説明していった。母親はその説明を受け入れ、SCから**他機関への紹介**を受け、心療内科をAとともに受診することになった。受診した心療内科では、うつ病（気分変調症）と診断され服薬治療が開始された。

援助の経過

　クリニックでは、医師による診察とともに心理士のプレイセラピーが毎週実施された。言語面接によってAの性急な自己理解を目指すよりは、これまで抑圧されてきた子ども性を**プレイフル**な場で回復させることが重要と考えられたからであった。また紹介状に、母親面接はSCが担当することも可能と書き加えていたことから、クリニックはAの薬物治療を、SCは母親面接を担う治療構造がスムーズに合意された。母親は、「うつだと思っていなかった。あんなに責めて、苦しい思いをさせてしまった……」と自らを責めたが、やがて母親自身がAの歳の頃、自分の願いを受け入れてもらえず、やむなく親の希望に

心身症
身体表現性障害（somatoform disorders）と呼ばれていたが、DSM-5から「身体症状症」（somatic symptom disorders）に変更された。ストレスから発症し、持続的疼痛などを示す。身体症状が医学的に認められない場合は、心気症（病気不安症：Illness Anxiety Disorder）と見なされる。

他機関への紹介
紹介（refer）にあたっては、日頃から協働できる機関（専門家）を増やしておく努力が必要である。また、医療機関に紹介する際には紹介状を用意し、クライエントが実際に行ってみてどう感じたかを確認したい。クライエントが紹介先とつながれそうかの事後確認（評価）までが、紹介のプロセスと考えられる。

プレイフル
（playful, playfulness）エリクソンによる造語。子どもの遊びによる劇化は、現実やモノとの関係を再構築していくという。

> **グループ体験**
> 学校で実施できるグループ体験には、あらかじめ用意されたエクササイズを進めながら自己と他者への気づきをうながす構成的エンカウンターや、適切な自己表現を学ぶアサーショントレーニングなどがある。思春期・青年期のクライエントには、個人療法とグループ体験を併用することがあり、コンジョイントセラピー、コンバインドセラピーと呼ばれる。

添った進路を選択したことなどを語った。「Aも私も、自分の道を選ぶタイミングなんですね」と省察を深めた母親は、Aとの関係に距離を置くことができ、今後の人生を再構築していくための活動を開始した。

時を同じくして、気分と睡眠が安定してきたAは、午後から保健室登校を始めた。「クラスにも行きたいけど、まだ不安……」と言うAの支援として、同じ不安を抱えている生徒に対して放課後にアニメのキャラクターを描く絵画教室、やさしい英会話、創作漢字ゼミなど、テーマと回数をあらかじめ設定しておく**グループ体験**が用意された。グループセッションの構造（時間や回数、クローズドかオープンかなど）は、メンバーにどんな活動をしてほしいかをあらかじめ関係者が想定しながら決めていった。この仲間体験を通して、やがてAは教室に戻ることができたが、「まだ無理はしない」と部活動復帰は見送った。

考察

思春期の親子関係では、しばしば「親自身の思春期」が問われることがある。子どもが自立していく基盤となる家族もまた変化し、これまでとは異なる役割を担うことになる。システム理論では、個人と同様に家族のライフサイクルがあり、移行期の可能性と困難が指摘されている。自立的な方向へ向かう可能性とともに、お互いの傷つきが親子関係の維持に欠かせないひと組のピースとなっているかのような場合には、移行期にさまざまな問題が出現する場合がある。

母親はAがうつと診断されることによって、自らの役割を減らすことができ、それが母親自身の生き方を模索するゆとりにつながったと考えられる。思春期の家族を援助する際に、治療者が親としての役割を過度に求めすぎると中断に至ることが少なくない。親らしく振る舞えないという困難を抱えた親を

どう支援していくかが、家族全体の支援につながっていく。

このケースでは、子どもの成長と母親の成長がパラレルに進んでいる。母親は自分の思春期を生き直そうとし、Aもまた対人関係の困難をグループ体験を通じて乗り越えようとした。保坂（2010）の指摘にあるように、思春期の仲間関係は自分自身のあり方を問う重要な体験となる。この意味で、個人療法とグループ体験は、思春期・青年期のクライエントが成長するための両輪になることがある。

最後に、Aが部活動復帰を見送ったことについて指摘しておきたい。うつの誘因のひとつとして、しばしばメランコリー型性格が指摘されるが、几帳面で真面目、手が抜けない性格はストレスを抱えやすい。この傾向をうつ回復後も続けると、元の木阿弥になりかねない。前のようには無理をしないというAの判断は、この点でも理にかなったものであったと言えよう。

（村松健司）

参考文献
傳田健三（2007）「子どものうつ病」『母子保健情報』55, pp.69-72.
傳田健三（2008）「児童・青年期の気分障害の臨床的特徴と最新の動向」『児童青年期精神医学とその近接領域』49, pp.89-100.
土井隆義（2008）『友だち地獄――「空気を読む」世代のサバイバル』筑摩書房.
中釜洋子・野末武義・布柴靖枝・無藤清子（2008）『家族心理学――家族システムの発達と臨床的援助』有斐閣.
鍋田恭孝（2010）「楽しめない・身動きできない子どもたち――子どもの「うつ」を中心に」『児童心理』59(6), pp.1-11.
古荘純一（2009）『日本の子どもの自尊感情はなぜ低いのか――児童精神科医の現場報告』光文社.
保坂亨（2010）『いま、思春期を問い直す――グレーゾーンにたつ子どもたち』東京大学出版会.
エリクソン, E. H.（著）近藤邦夫（訳）（2000）『玩具と理性――経験の儀式化の諸段階』みすず書房.

事例13 **いじめ**
－いじめにより抑うつ傾向を示した小学生女児－

キーワード 子ども集団｜いじめの循環｜PEACEメソッド｜学校コンサルテーション｜母子並行面接｜ギャングエイジ｜スケープゴート｜集団力動

ケースの概要

女児Ａは、もともと利発で友人も多かったが、5年生の1月頃よりふさぎこむようになった。当初は朝起きられない、学校への行き渋りなど不登校の兆候が見られた。両親は登校を促していたがＡの状態は改善せず、入眠困難や食欲低下なども示すようになった。

Ａの変化については、小学校の担任も察知していた。小学校でのＡの変化は、周囲とほとんどコミュニケーションを取らなくなった、休み時間に机を離れない、授業中に下を向きほとんど動かない、給食を残すなどが見られた。また心配した担任がＡに話しかけても、以前の利発だったＡとは違い、会話の要領を得ず注意力、集中力の低下が明らかであった。

見立て

担任は、管理職の校長、教頭にＡの現状を報告する。担任から報告を受けた校長は、教育相談担当教員と養護教諭、スクールカウンセラーを呼び、ミーティングを行い、情報を共有した。スクールカウンセラーは、Ａの急で顕著な変化から何らかの外的要因が関係した抑うつ状態ではないかと想定した。

それを聞いた担任は、Ａの元気がなくなる少し前から、Ａが休み時間にいつもの友人グループと遊ばなくなっていたことを思い出す。これらのことから学校の友人関係

とAの変化に何らかの関連があるのではないかと仮定し、スクールカウンセラーと養護教員が授業中と休み時間の行動観察を行うことになった。

担任の報告通り、Aはノートもとらず、ほとんど授業には参加できていない状態であった。また休み時間もAは自分の机を離れず、うつむいて座っていた。Aと仲の良かった女児グループは、そのようなAのかたわらを通るとき、少し小走りに駆け抜けたり、離れたところでAのことを盗み見たりするような場面が見られた。これらのことから、スクールカウンセラーは、AとAが所属していた**子ども集団**の間で何らかの対人トラブルがあったのではないかと見立てた。これらの見立てをもとに再度ミーティングを行った。その結果、担任と養護教諭が放課後にAから事情を聴取することとなった。

放課後となり、「友達とのことで辛いことがあるんじゃないかな」と担任が切り出すと、Aは堰を切ったように泣き始めた。Aの話では、Aのグループは家に帰った後も、ケータイやパソコンのメールでやり取りをしていた。しかし2週間くらい前から、Aにだけメールが届かなくなり、学校でも大人に気付かれないような仲間外れが始まったという。Aがそのことを誰にも伝えられなかったのは、いじめの助長を恐れた面もあったが、自分も同じグループの児童を仲間外れにしたことが何度もあり、そのことが露見することを恐れて言えなかったという。つまりAの属していた集団では、**いじめの循環**が起こっていたといえる。

子ども集団
同年代の集団は、発達過程にいる子どもにとって重要な意味を持つ。この集団は、親からの分離、自立を促進し、子どもの主体性の確立に寄与する。そのため、集団独自のルールや秘密が形成される。このような、複雑になる人間関係や学習の高度化が小学校3年生くらいに起こるため、「9歳の壁」と言われる。
→ギャングエイジ（79ページ）

いじめの循環
子ども集団において、いじめの被害者が次々と変化する現象。

援助の経過

学校は、いじめの事実が明らかになったことから、こ

れまでのミーティングメンバーをコアとした対策チームを立ち上げ、対応を行った。具体的な対応としては、いじめ加害者の各児童からの事情聴取と各保護者への連絡、児童、保護者、学校の三者による説明と謝罪の会などが設けられた。混乱は生じたものの、いじめ問題そのものは2週間ほどで収束した。学校側は、その後もいじめの**PEACEメソッド**に即して、いじめ対策を続けた。

一方、Aは最も不安定な状態は脱したものの、不眠や不登校傾向は十分には改善されなかった。そのことからスクールカウンセラーは、保護者と面談を行い、Aが抑うつ状態にあると見立て、症状改善を目的に小児精神科への受診を助言し、また心理的ケアを目的に教育相談センターへの相談を提案した。

その後、小児精神科では少量の抗うつ薬と入眠導入剤が処方され、教育相談センターでは**母子並行面接**が導入された。これらの支援を受けながらAの状態はゆっくりと改善され、配慮されたクラス替えなどの現実的な変化に伴い、6年生の夏休み前には上記の症状はほとんど軽快した。またスクールカウンセラーは、外部機関と連携を取った後も、クラス替えでの助言など、**コンサルテーション**（鵜養・鵜養, 1997、山本, 2000）に努めた。

考察

本事例は、いじめという環境因によって惹起された抑うつの事例である。いじめは、発生する確率は高いものの、自殺の誘発など被害者に与える心理的ダメージは計り知れない。そのため被害者本人への対応は、医療や相談機関などの外部機関との連携を選択肢に入れて行うべきである。またいじめの与える影響は、被害者だけに留まらず加害者や家族、学校まで拡大する。そのため予防的なマネジメントを行い、実際

PEACEメソッド
いじめの予防的方法。
準備(Preparation)：アンケートなどを用いた実態把握、教育(Education)：教員がいじめの実態を"知る"、計画策定(Action Planning)：目標を設定し、具体的な計画案を作成する、対処(Coping)：計画案を実行に移す、評価(Evaluation)：実際の成果を評価する。この評価が次の準備となる。

母子並行面接
通常は、子どもには子どもの担当者、親には親の担当者がつき、同じ時間帯に親子の2つの面接が並行して行われることを意味する。
ただ子どもの心理療法を中心とし、親の面接は情報収集やガイダンスにとどめる場合と、親の心理的な課題を取り上げ、親と子の心理療法が並行して行われる場合とがある。導入に際しては、どのような目的で並行面接を行うかを明確にしておく必要がある。

(学校)コンサルテーション
臨床心理において、査定、面接に並び重要な業務。多くの専門家と協働し、環境因に介入を行う。

いじめが発見された場合は、適切なコンサルテーションを行う必要がある。

　Aの年齢の仲間集団は、**ギャングエイジ**と言われ、親からの分離を助け、自立への重要な人間関係となる。一方重要性が増すために集団は排他的になる傾向があり、集団内でいじめなどのトラブルが生じる場合は少なくない。本事例のいじめでは、構成メンバーのひとりを**スケープゴート**にすることで集団の凝集性を高めようとしている。

　一方で、スケープゴートが固定してしまうと構成メンバーの離散が懸念される。このため、集団の中でいじめのターゲットが順番に入れ替わる、いじめの循環が起こっていた。集団の関与するいじめについては、これらの**集団力動**（Bion, 1961）を読み、共有し、実際に対処を行っていく必要があると考えられる。

（福榮太郎）

参考文献
鵜養美昭・鵜養啓子（1997）『学校と臨床心理士──心育ての教育をささえる』ミネルヴァ書房.
山本和郎（2000）『危機介入とコンサルテーション』ミネルヴァ書房.
Bion, W.R. (1961) *Experiences in Groups: and Other Papers*. London: Tavistock Publications.

ギャングエイジ（ギャンググループ）
同一の行動をすることで一体感を覚える仲間集団。集団の承認が家庭の承認より意味を成すようになり、第二の個体化を助ける。

スケープゴート
ユダヤ人迫害の現象などを説明する中で提出された概念。集団の中で被差別的な集団や個人を意図的に作ることで、集団そのものの凝集性を高めること。

集団力動
集団自身がひとつの全体として独自の心的過程を持ち、この心的過程がメンバーを支配し、依存性、攻撃性、閉鎖性を喚起すること。

事例14 虐待
－行動問題の背景に抑うつを抱えた被虐待児－

キーワード 児童養護施設｜身体的児童虐待｜児童福祉法第28条｜自閉症・情緒障害｜特別支援学級｜家庭からの分離｜忠誠葛藤｜問題解決療法｜AF-CBT

ケースの概要

2学期が始まる前に、**児童養護施設**にひとりの女子児童が入園してきた。Aは小学校5年生で、幼少期から母親による**身体的虐待**を受けており、学校は休みがちであった。児童相談所による指導は行われていたが、Aが夏休み中に宿題をやらず遊んでばかりいると母親が腹を立て、暴力がエスカレートしたため一時保護となった。

Aが「家に帰りたくない」と言ったことから施設入所が検討されたが、母親が同意せず、**児童福祉法第28条**による児童養護施設入所となった。一時保護中は笑顔も見られたAであったが、入所が決まってから次第に表情が乏しくなり、施設に入所してからはほとんど自室のベッドにこもりきりの毎日となった。担当ケアワーカーの「寝たきりだね……」との声かけに、Aは力ない表情で応じるだけだった。

転校先の小学校でも、ほとんど机に突っ伏したまま授業に参加できずにいた。クラスメイトはどう接していいか分からず、ある時クラスの世話役的な女児Bが「一緒に校庭で遊ぼう」と強く誘ったところ、「関係ないじゃん！」と突然大声を上げ、トラブルになった。担任の仲介でいったん事なきを得たものの、その後はまるで緊張の糸が切れたかのように、授業中の立ち歩きや授業妨害、学校内の徘徊等の行動問題が見られることとなった。

児童養護施設
家庭での養育が困難な子どもが入所する。かつては、親の死亡や不在が多かったが、1990年代からは虐待を受けた子どもの社会的養護の場のひとつとなっている。

身体的児童虐待
児童虐待は「身体的虐待」「心理的虐待」「性的虐待」と「ネグレクト」に分類されるが、これらが重複してみられることも少なくない。また、身体的虐待は服で隠れる部分など、発見されにくいところに行われることがある。

児童福祉法第28条
虐待の事実があって親の同意が得られないとき、児童相談所長は職権で児童を一時保護することができる（児童福祉法第33条）が、施設入所に際しては家庭裁判所への申し立てと承認が必要となる（同第28条）。

見立て

　Aの学校から連絡を受けた施設のケアワーカーと心理職が、担任と現在の状況について話し合いの機会を持った。心理職は、施設で相変わらず生気のない表情で生活しているAが学校で問題を起こしていることに戸惑いを覚えながらも、急激な環境の変化がAを混乱させているのかもしれないと考え、特別支援学級への通級を担任に打診してみた。夏休み明けからクラス全体が落ち着かない雰囲気であることが気になっていた担任もこの提案を了解し、校長、施設長を交えて意見交換していくことになった。

　幸い、Aが通う小学校には**自閉症・情緒障害特別支援学級**が設置されており、校内特別支援委員会、特別支援教育コーディネーターによる支援体制も充実していた。前者は特別なニーズを必要とする子どもを把握し、子どもや家庭への支援を全校体制で行っていくことを目的として提案された組織である。特別支援教育コーディネーターは、校内委員会と外部機関との連携を行う。

　ケアワーカーがAに学校のことを尋ねたところ、「落ち着いて過ごせない……」と話したため、特別支援学級を見学してみることになった。特別支援学級の担任はベテランの男性C教諭で、クラスも落ち着いており、Aは通級を希望することになった。

　虐待を受けた子どもの施設入所は、それ自体が**家庭からの分離**というトラウマになる場合がある。本事例はとくに親の反対があったため、Aは施設入所に対して**忠誠葛藤**を抱いていたと考えられる。このことがAの抑うつ感を強くし、施設での無気力状態や学校での混乱に至ったと考えられる。

自閉症・情緒障害特別支援学級
かつては「情緒障害児学級」という名称であったが、2008年2月の文部科学省から名称変更の通知が出された。

家庭からの分離
家庭からの分離も、子どものトラウマになる場合がある。虐待によるトラウマの影響は、「行動問題（落ち着きのなさや反社会的行動など）」「情緒的・精神的問題（抑うつや無感情など）」「対人関係の問題（希薄であったり、反対に近づきすぎるなど）」として現れることが多い。

忠誠葛藤
親を大切にすべきか、現在生活している施設のスタッフに信頼を寄せるべきかで子どもが引き裂かれた感情を持つこと。離婚家庭の子どもにも見られることがある。

援助の経過

　通級を利用し始めてから、特別支援学級がAの居場所となり、学校での行動問題は大きく改善した。施設では、Aが好きな手芸を通してケアワーカーとの個別活動の時間を保障した。Aの忠誠葛藤に対しては心理面接で**問題解決療法**が実施された。この中で、「母親との生活を再開するために施設での生活を安定させること」を目標とし、「Aのステップアッププリント」を心理職と作成して毎日取り組んだ。個別対応の増加にともなって、Aが自室にこもって寝ていることはほとんど目立たなくなり、子どもらしい穏やかな表情で過ごすようになっていった。

　Aの施設での様子を聞いた母親の意識にも次第に変化がみられたようであった。入所半年後には、児童相談所福祉司との関係が安定し、施設入所に同意した。その後、児童相談所が実施している **AF-CBT** に参加し、Aとの生活の再開への歩みを始めた。

考察

　子どもは自分を取り巻く環境とのかかわりから自信を得たり、逆に失ったりする。虐待を受けた子どもは、家庭を離れることへの心の整理をする前に、生活環境や学校環境が大きく変わることになる。彼らの学校不適応や学力不振は大きな支援課題であり、学校内の受け皿として特別支援級が有効となる場合がある。

　虐待という経験は、親子の関係が不安定になるだけでなく、子どもが「自分は保護されるに値する存在である」こと、「困ったときに近づける（利用可能な）対象が存在すること」の感覚を不確かにさせる。これはアタッチメント・システムと呼ばれる、子どもの成長にとって欠かせない保護システムである。本事例では、多くの関係者が連携してAにとってのより

問題解決療法
プライマリーケアなどで用いられる簡便な心理療法。「問題解決療法とその理論的根拠の説明」「問題の設定、定義、分割」「達成可能な目標設定」「解決方法の産出」「解決方法の評価と選択」「選択した解決方法の実行」「解決方法の実行後の結果の評価」の、7つのステージから構成される。

AF-CBT
Alternatives for families CBT（家族のための代替案：認知行動療法）は、暴力や強制が伴う親子関係を改善させるためのスキル（よりよいしつけの方法：代替案）を学ぶプログラム。アメリカで開発され、日本への導入も始まっている。

よい環境とは何かを模索していった。Aの行動問題に着目するのではなく、それを共通の解決課題とすること、そしてそこに至る「つなぎ手」としてあり続けようとしたことがAの援助につながったと考えられる。

　子どもは周囲の大人それぞれとのアタッチメントに支えられながら、成長していく。その体験が、環境への信頼に結びつくことになる。アタッチメント・システムの不安定さと抑うつの関連はかねてより指摘されているが、虐待を受けた子どもの思春期・青年期を見据えたとき、環境との関わりをどう安定させられるかは、大変重要な課題である。

（村松健司）

参考文献
玉井邦夫(2013)『新版　学校現場で役立つ子ども虐待対応の手引き――子どもと親への対応から専門機関との連携まで』明石書店.

事例15 薬物非行
－うつを背景に急性非行として覚せい剤濫用を行った少年－

キーワード 少年鑑別所｜観護措置｜中等少年院｜保護観察｜
心気症傾向｜急性非行｜内観療法｜矯正教育｜家庭支援センター

ケースの概要

少年鑑別所
法務省の施設。家庭裁判所に対応して設置される。資質鑑別（非行について心理学・医学などを利用して分析すること）を専門とする調査官庁。法務技官・法務教官という非行分析の専門職が勤務している。収容した少年に対する分析結果は鑑別結果通知書という公文書となり、家庭裁判所に送致される。

観護措置
家庭裁判所が少年鑑別所に資質鑑別を求める際に行う決定。通常4週間、殺人等の重大事件の場合は最大8週間の措置をとることがある。

中等少年院
少年院法で定められた少年院の一種。
少年院はこのほか、初等少年院、特別少年院、医療少年院があった。平成27年6月に改正少年院法が施行され、初等少年院と中等少年院は第1種少年院、特別少年院は第2種少年院、医療少年院は第3種少年院と名称変更された。
家庭裁判所は、非行少年

Aは18歳無職の少年で、覚せい剤取締法違反で検挙された。その後、**少年鑑別所**に**観護措置**で入所し、鑑別判定意見は「収容保護相当（**中等少年院**送致）」となった。家庭裁判所の審判結果も中等少年院送致となり、C少年院に収容された。

今回の非行事実は、自宅居室で、覚せい剤微量を火であぶり、蒸気を吸引する方法で摂取したものであった。前歴として、窃盗で五度の検挙歴があり、うち一度は少年鑑別所に収容され、**保護観察**処分となっている。本件時も保護観察中であった。

Aは、下町で小さな印刷工場を自営する家庭（出生時の家族構成は父母、兄、父方祖父母）の次男として出生した。創業者である祖父は、Aが8歳頃に経営に行き詰まって抑うつ的になり自殺した。兄も神経質で**心気症傾向**を持っていた。総じて、この家族全員にまじめで几帳面であるという共通点があった。A以外に家庭で非行・犯罪の前歴を持つ者はいない。

小学校までのAはサッカー選手として活躍し、学業面でも優れており、家族の期待を一身に受けて生育した。祖父の自殺は大きな衝撃であったが、父親が工場を立て直し、経済的に安定したことから有名私立中学を受験し合格した。しかし、中学入学後は、学業・運動の両面で結果を残せず自信を失い塞ぎ込むことが多くなって、抑うつ傾向を示し始めた。入学当初は多くいた友人も1学期

84

を終わるころにほとんどいなくなり、夏休みに入ると自宅でうつうつとした生活を送っていた。

　そんな折、小学校時代の友人からの誘いを受けて、万引きに関わりだしたのが非行の始まりである。経済的に裕福で欲しいものもなかったが、万引きのスリルはＡにとって非常に刺激的であり、万引き集団の中で評価されたことから強化され、いっそう積極的にかかわった。この段階で、わずか１か月の間に約40回の万引きを行うという**急性非行**の状態にあった。

　しかし、夏休み終了間際に検挙され、その事実を中学が承知して退学処分となった。その後、地元の中学に編入してからはさらに非行化し、窃盗を繰り返すとともに、先輩から勧められた薬物（大麻）にも手を出すようになった。

　中学卒業後は、高校進学をしないで、16歳頃からは暴力団事務所に詰めることが多くなった。本件非行でもある覚せい剤を初めて自己使用したのは、17歳時であり、暴力団事務所の先輩から誘われて使用を開始した。少年鑑別所内でのＡとの面接では、「それまでのダウン系薬物では味わえないような強烈な刺激を味わい、以後常用するようになった」とのことであった。もちろん家族もＡが違法薬物を使用していることは知っていたが、警察に通報したり、行政に相談するという積極的な行動はせずに放置していた。

見立て

　この事例の場合、家庭的に見ても祖父が抑うつ的であり自殺していること、兄も心気症傾向が高く、家庭全般がうつ傾向を示していることから、Ａにも遺伝的要因があったと考えられる。生育過程を見ても、中学入学後は、

の特性や問題性に合わせて送致する少年院の種類を決定する。

保護観察
少年の保護処分の一種。社会内処遇といって、基本的には在宅のまま保護観察所の監督下に入り、実際的には非常勤の国家公務員である保護司の指導を定期的に受ける。保護処分には、他に少年院送致、検察官送致などがある。

心気症傾向
身体疾患はないのに、身体状態に対して過度に悲観的な悩み・心配・思い込みを抱え続け、その結果、日常生活に支障を来たしてしまう傾向。

急性非行
それまで前歴がない者が、短期間に急激に非行を重ねること。この段階で適切な指導が加えられると収束するが、そうでない場合、非行が深く進んでしまう。

次々と自信を失い、わずか1学期で通学意欲を失うなど、うつ傾向による社会生活上の困難が発生していた。

地元中学に編入後は、担任教師が中心となって、Aについて教育相談センターや警察の窓口に相談するなど一定の働きかけがあったものの、家庭はまったく動かず、「うちの子はまじめがとりえ。今は一時おかしくなっているだけ」など現実に向き合うことがなかったことから、事態の進展を食い止めることができなかった。この当時の家庭の対応について、少年鑑別所の面接時、父親は「このうちから犯罪者が出たことを受け入れられなかった」と話していた。

窃盗による検挙で1回目の少年鑑別所の観護措置がとられた際も、所内では抑うつ傾向を示し、自殺要注意者に指定されていたが、拘禁場面では抑制的でうつ的な症状を示しつつも、保護観察となった。社会復帰後はただちに暴力団事務所に復帰し、一層強い薬理効果を持つ覚せい剤に手を出すようになった。本件による少年鑑別所入所時の面接でAは「覚せい剤を使用するとうつうつとした自分を忘れられる」と述べており、自分の不安を払拭するための薬物利用であったことがうかがわれる。

援助の経過

少年院では、まずは**内観療法**が徹底された。自己の何に問題があるのか、家庭との関係、社会との関係など自己分析を行わせ、それに伴う法務教官との面接、あるいは再鑑別時の少年鑑別所法務技官との面接を重ねて、徐々に自分のあり方を探求できるようになっていった。

約10か月の**矯正教育**を経て、Aは自分にとっての薬物の意味を知るようになり、断薬する決意を固めていった。

内観療法
吉本伊信の開発した内観法を医療・臨床心理的目的のために応用する心理療法であり、少年院等の矯正施設では非常に多く利用されている。自己を見つめることから始め、自己理解・他者理解の両方を深めることを目的とする。

矯正教育
少年院や刑務所で行われる、主には犯罪性を除去するための教育。法務教官および法務技官という国家公務員が、心理学・教育学・社会学などの知識を利用して教育に当たっている。

暴力団とのかかわりについても、整理して離脱を宣誓するまでに至った。また、法務教官による保護者面接も繰り返し実施され、Aの問題を直視すること、その上で今後家庭としてAの更生を援助することなどが指導された。

　仮退院後は保護観察となって、保護司の指導を受けることになった。この保護司は、うつや統合失調症という精神疾患を持った多くの保護観察対象者を担当していた経歴があり、Aの指導に注力した。仮退院前には少年院からその地方の**家庭支援センター**（社会生活に困難を持つ少年支援をワンストップで行う行政機関）とも連携し、ここでの支援も受けることができるような措置をとった。その後、Aは再犯していない。

家庭支援センター
たとえば京都府などに設置されている、子どもの諸問題に対応するワンストップセンター。従来の行政の縦割りを排して、さまざまな部署が協働して問題解決にあたる。

考察

　少年非行とうつの関係は、基本的には社会との隔絶にかかわり、またその不安や焦燥の短絡的な解消としての手段である場合が多い。もちろん発達途上の少年であるので、自己改善や軌道修正をひとりでできる場合は少なく、第一義的には家庭の支援、その後として、各種機関の連携的な支援・協働がないと更生は難しい。　　　　　　　　　　（出口保行）

参考文献
糸井尚子（編著）(2012)『教育心理学エチュード――新たなエンサクロペディア』川島書店．
笠井達夫・桐生正幸・水田恵三（編）(2012)『犯罪に挑む心理学Ver.2――現場が語る最前線』北大路書房．

事例16 **不登校・ひきこもり**
－抑うつ傾向を示した中学生女子の不登校－

キーワード 親ガイダンス｜適応指導教室｜前青年期ドルドラム｜サポート校と連携する通信制高校｜神経症的不登校｜母子分離不安

ケースの概要

　中学校2年生の女子Aは、大人しく内向的であり、あまり友人が多い方ではなかった。特に中学校入学以降は、母親に対して友人関係や勉強についての不安を語ることが多くなった。また、Aが中学校2年生に進級した4月に、父親が単身赴任で家を空けるようになる。Aは2年生の5月頃より、登校渋りを示すようになり、6月に学校行事として行われた宿泊を伴う校外学習の欠席をきっかけに不登校状態となった。

　当初Aは「明日は学校に行く」と母親に決意表明し、明日の授業の準備をして就寝していた。しかし翌日になると、なかなか起きられず、腹痛や頭痛を訴え、実際発熱するなどの身体症状を示し、登校することができなかった。このような状況が1週間ほど続いた後、Aの食欲は低下し、昼夜逆転、入浴の拒否、活動量の低下などが見られるようになった。それに伴い、Aは「自分はダメな人間だ」「死にたい」などと口にするようになった。

見立て

　欠席が続くAを心配していた担任は、定期的に母親と連絡を取っており、不登校傾向が強くなったことから母親にスクールカウンセラーへの相談を勧めた。Aは学校に行くことも、人に会うことも拒否したため、スクールカウンセラーは母親と面談を行った。20分ほど遅刻して

来談した母親は憔悴し、父親がこの4月から単身赴任で不在なため母親自身が不安であること、そこに来てAの不登校になり、死ぬと言い、睡眠、食事、入浴、すべてが不安定でどうしていいかわからないこと、Aは話さないが学校でいじめがあったのではないかということなどを涙ながらに話した。また最近のAは母親の不在に強い不安を示し、今日母親が出かける時も行かないでほしいと泣き付かれ、なだめるのに時間がかかったという。なるべく早く帰ると約束したため時間が気になると、母親は面談中も何度も時計を気にする仕草を見せた。

スクールカウンセラーは母親の話を聞きながら、以下の4点に注目した。第一に、家庭環境の変化とAの不登校、ひきこもり傾向から母親自身の不安が非常に高くなり、それに伴い疲弊しており、そのため母親自身へのサポートが必要であると考えた。第二に、Aの様子からは身体症状化、希死念慮、日常での活動量の低下などから抑うつ状態である可能性を推測し、医療的なサポートの必要性を感じた。第三に、いじめの有無についての事実確認と母親の学校への不信感が高まっていることから、保護者－学校関係の早期の改善が必要であると考えた。第四に、今回のAの不登校の心理的背景には、母子分離に関する不安があると想定した。これらのことからスクールカウンセラーは、母親の不安を緩和するために**親ガイダンス**を目的とした定期的な面談を行うことにした。

援助の経過

母親との定期点な面談を通して、スクールカウンセラーは医療的支援の必要性、**適応指導教室**などの社会的資源の提示、一方で自立と依存という**前青年期ドルドラム**

親ガイダンス
自我心理学的な観点から、子どもの心を親が理解できるようガイドする技法。親と治療者間の転移はなるべく扱わず、心理教育的な助言や支持的な態度で行う。

適応指導教室（教育センター）
各教育委員会が管轄し、不登校生徒を集め、学習支援を行い、在籍校への復帰を目的にする。小集団であるため、家庭と学校の中間地点として用いられる。

前青年期ドルドラム
前青年期において、幼少時のように養育者に依存すると無力感が惹起され、一方養育者から離れて自立しようとすると不安が喚起される状態であり、どちらを選択しても苦痛を感じる状態。

に直面しているA自身の心理的理解などを母親に伝えた。また、母親が不安に感じていたいじめについては、学校側に事実確認を依頼した。Aは、学級内で孤立がちではあったものの、いじめの明確な事実はなかった。母親には、学校と保護者が協働することの重要性を伝え、またいじめがなかったこと、その調査を学校は誠実に行ったことなどを説明した。そしてA自身に対しては、母親を通して手紙を渡してもらい、数回の家庭訪問を行った。この時点ではAはスクールカウンセラーに会うことはなく、家庭訪問は不調に終わった。

　さまざまな働きかけにもかかわらず、学校がある時期はAにはほとんど変化は見られず、母親からの情報ではAの抑うつ状態は悪化しているようでもあった。しかし学校が夏休みとなり、変化が生じた。

　父親が単身赴任から一時的に帰宅したことから始まった。すでに母親から詳細を聞いていた父親は、Aと時間をかけてコミュニケーションをとり、クリニックの受診を促し、自らも付き添って受診した。それまでは自宅から一歩も外に出なかったAであったが、この受診をきっかけに定期的に診察を受け、服薬をするようになる。定期的な診察と服薬により、Aの抑うつ状態は改善された。そして、夏休み明けには、家庭訪問をしたスクールカウンセラーと会い、その家庭訪問が重ねられるようになり、次は担任とも自宅であれば面談できるようになった。しかし、それでも学校への抵抗感は強く、保健室登校や相談室登校の導入も難しい状態であった。

　そこでスクールカウンセラーは学校側、保護者と協議し、適応指導教室の利用を進めることとした。Aははじめ抵抗を示したものの、1か月ほど逡巡したのち通所することになる。適応指導教室の利用を通し、Aは3年生

になると同時に保健室登校を行えるようになった。そして３年生の夏休み明けには教室に入ることができるようになり、不登校は解消した。

その後、Ａは両親や担任と相談したうえで、高校進学に**サポート校と連携する通信制高校**を選択する。そして高校では不登校になることなく、クラスの中心的なメンバーとなり、大学に進学していった。

考察

本事例は、抑うつ状態を示した**神経症的不登校**の例である。背景には、家庭環境の変化、自立－依存の発達課題、**母子分離不安**などがあるであろう。このような事例の場合、一定程度時間をかけながら、子どもや、場合によっては保護者の閉じてしまった心の窓をゆっくりと開く必要がある。

本事例では、医療からスクールカウンセラー、スクールカウンセラーから担任、担任から適応指導教室、適応指導教室から保健室、保健室からクラス集団へとＡの対人関係が広がっていく様子が示されている。実際の症例では、保護者の精神科系医療に対する抵抗感や、学校への不満、適応指導教室との連携、クラス集団への最終的な復帰など、さまざまな課題が生じる可能性がある。これらの課題に直面した時、臨床心理学の専門家として行うべきことは、それぞれの関係者の通訳を行い、機能的な協働関係を醸成することであろう。

（福榮太郎）

サポート校と連携する通信制高校
サポート校は、通信制高校や定時制高校などのサポートを行う民間の学習支援機関である。ただ近年では、高校と密接な連携を持ち、不登校経験者などの援助を行っている。

神経症的不登校（不登校の分類）
不登校にはいくつかの分類があり、本事例は"登校しなければならない"という意識と"行きたくない"という葛藤が顕著な神経症的不登校である。
このほかに、怠学傾向の不登校、虐待などの家庭環境による不登校、いじめなどの学校環境による不登校などがあり、当該児童生徒が、どのような要因により登校が困難なのかをアセスメントする必要がある。

母子分離不安
幼少期からさまざまな発達段階で示される、母子の分離に関する不安。子どもの分離不安が前景に立ちやすいが、子どもに離れられるのではないかという、母親の不安が根底では関与していることもある。

参考文献
小林正幸（監修）(2008)『学校でしかできない不登校支援と未然防止――個別支援シートを用いたサポートシステムの構築』東洋館出版.
佐藤篤司・皆川邦直 (2007)「児童・思春期の親治療について」『思春期青年期精神医学』17(2). pp.137-150.
Tyson, P., Tyson, R.L. (1993) *The Psychoanalytic Theories of Development: An Integration*. Yale University Press.（馬場禮子・皆川邦直・山科満（監訳）(2005・2008)『精神分析的発達論の統合 (1・2)』岩崎学術出版）.

事例17 大学生
― 将来への不安が膨らんだ男子大学院生 ―

キーワード 焦燥感と不安｜不眠｜アイデンティティの混乱｜病前性格｜
メランコリー親和型性格｜副作用と過剰投与｜休学｜WAS｜心理教育

ケースの概要

夏休み前に大学院修士課程1年の男性Aが、「学会前なのに、やる気が出ない」という訴えで学生相談室を訪れた。卒論のときは、「大学に泊まり込んで研究に打ち込んだのに……。このままだったら、自分の将来はどうなるんだろう……」と現在の状況にかなりの**焦燥感と不安**を感じていた。生活の状況を聞くと、大学院入学後の5月連休明けから食欲がなく、**不眠**状態だという。朝、起きようとしても身体が鉛のように重たく、頭痛もあり起きることができない。そういった生活に自責感を感じているようだった。6月中旬までは何とか頑張ったが、最近は休みがちで、今日も2週間ぶりに大学に来た。最近の様子を心配した担当教員から学生相談室へ行くことを勧められたという。初回の面接で、「大学院に進学して研究者になろうと思ったけど、果たしてそれでよかったのだろうか……。本当に研究がしたかったのかもわからなくなっている」とうつむきがちに語るAは、話すことさえ苦しいと感じさせる痛々しい姿で、**アイデンティティの混乱**がうかがえた。

見立て

もともと責任感や正義感が強く、人に心配をかけたくない、人に頼らず自分の力で乗り越えなければ、という意識が強いようであった。高校時代には、「誰もやらな

焦燥感と不安
焦燥感やイライラの背景には、強い不安があると考えられる。急性期または病初期、そして回復期において、これらへの対応は自殺予防という観点からも重要である。

不眠（睡眠障害）
うつ病の睡眠障害は不眠（入眠障害、中途覚醒、夢見の多さなど）が多いが、過眠が目立つこともある。後者では、時に食欲亢進や強い疲労感が認められ、これらの症状は非定型うつで出現することが多い。

アイデンティティの混乱
エリクソンは、アイデンティティの混乱のひとつに、「時間の中に生きていること」への信頼が揺らぐ点を挙げている。

いなら」と生徒会の役員に自ら立候補し、校内美化などに取り組んだという。これらのことから、**病前性格**は**メランコリー親和型**で、定型うつであることが推察された。現在の状態は、サボタージュではなくうつ状態と考えられ、服薬である程度改善する、と伝えたが、病院受診には戸惑いを示した。〈どんなことが気になりますか？〉と聞くと、**副作用と過剰投与**が心配だと話したので、〈副作用のことも考えて、あなたに合った薬を丁寧に探していってくれるドクターに紹介したい。そのドクターのことは私もよく知っている〉と説明した。「少し安心しました。それなら行ってみます」と受診を承諾し、服薬が開始されることになった。

援助の経過

Aの研究活動を心理的に圧迫している学会発表についての検討を進めたが、いまからエントリーをキャンセルすると「先生に迷惑をかけることになる」と頑なに拒否した。Aとの話し合いでは学会発表をすること以外の選択肢がなく、発表をキャンセルするくらいなら**休学**するとの決意が固いため、Aに同意を得てカウンセラーが担当教員Bと意見交換することになった。B教授は穏やかな初老の男性で、Aを学部生時代から指導してきたという。カウンセラーとの話し合いでは、Aはこれといった趣味もないようであり、休学したら気持ちが切れてしまって復学は難しいと考えている、とB教授は語った。学会発表は春にまた別の機会があることをB教授から説明し、当面は無理のない範囲で研究室に来て実験などの活動に取り組んで行く方向性が見出された。

翌週に話し合いの結果をAにフィードバックすると、「先

病前性格
うつの病前性格には「循環気質」「執着性格」「メランコリー（親和）型性格」などがある。うつ病と性格の関連は明確になっていないが、ストレスへの対処という見地から、パーソナリティのあり方が考慮されるケースがある。
(→26ページも参照)

メランコリー親和型性格
責任感が強く潔癖、完全主義、他者本位などの性格傾向。テレンバッハによって提唱された。

副作用と過剰投与
服薬をためらう患者に対しては、「もし私（治療者）があなたの立場だと、この程度に服用しますが、あなたはどうですか」と尋ねるなど、工夫と丁寧な説明が必要であるとされる（平井, 2004）。

休学
定型うつでは、休養やストレスフルな環境から距離を置く目的での休学が有効である。一方、新型うつでは休学がマイナスに働くことがあり、休学中の意義とその間の過ごし方を明確にしておく必要がある。

生がそんなに考えてくれているなら」と学会発表の中止（延期）に同意し、当面は午前中だけ来てこれまでのデータ整理をすることくらいならできそうだ、と話した。

　ドクターからの処方で、焦燥感と身体症状、過眠は改善してきたため、自宅での過ごし方について話し合うことにした。特定の趣味はないが、自然の中に行くことは好きだと言う。相談室に聞こえてくる野鳥の鳴き声を耳にし、「身体がもっと動くようになったら、トレッキングとか野鳥観察をしてみたい」という希望を口にした。体力の回復のために、週に一度だけ家の周りを散歩する、という日課に取り組み、その他の活動も含めて **WAS**（Weekly Activity Schedule）に記録していくことになった。

　その後、急に活動量を増やしたり、その反動で再び起きられなくなってしまうこともあったが、そのたびに〈うつは三寒四温でよくなっていく〉などの**心理教育**を行った。カウンセリングでは、WASをもとに、Aができていることの確認と無理のない目標設定を話し合った。

　この取り組みは、日々の生活にリズムとつながりをもたらしたようである。やがて研究室の仲間と近くの公園を散歩したり、映画を一緒に見に行くなど、日常生活の過ごし方が多彩になっていった。B教授は終始Aを見守り続け、1年後には研究室に毎日行けるようになった。大学院終了後の進路には不安があるものの、「修了後もしばらくはリハビリのつもりで過ごせる環境を選びたい」と希望した。

考察

　もともと責任感が強いパーソナリティであった学生が、服薬と周囲のサポートによって症状と生活の改善を見た事例である。理系の4年生や大学院生は、研究室で過ごす時間が圧

WAS（Weekly Activity Schedule）
週間活動表。定型はないが、たとえば「友人に会う 7/5」のように、喜び（7）とマスタリー（充実感:5）のスケールを記述すると活動の質がわかりやすい。

心理教育
クライエントや家族がもつリソースが活用できるよう、問題解決スキルなどを身につけるアプローチが効果的な場合がある。
（→26, 34, 65, 134ページも参照）

倒的に長くなり、研究に特化した学生生活になることが多い。研究成果がうまく見出せればよいが、そのプロセスで苦しみアイデンティティが揺らぐことも少なくない。また、限定された人間関係の中でトラブルを抱えることもある。これはある種の「家族的風土」が研究室に醸成されるからであろう。

　本事例では、研究室を学生が成長する場、「器」となるような細やかな目配りをB教授が行ってくれた。そのような「器」あるいは家族的風土の中で、あたかもさなぎが成虫になるように、学生がさらなる成長を見せることがしばしばある。Aは研究室という「器」に守られながら、自分の時間的つながりと対人関係のつながりを回復していったと考えられる。

　この意味でも、クライエントを取り巻く環境にどうかかわるかは、大変重要なポイントであり、うつの支援に際してクライエントの環境との関係性を十分アセスメントすることが必要である。

　　　　　　　　　　　　　　　　　　　　　（村松健司）

参考文献
平井孝男 (2004)『うつ病の治療ポイント──長期化の予防とその対策』創元社.
Bion, W.R. (1967) *Second Thoughts*. Heinemann.（松木邦弘（監訳）中川慎一郎（訳）(2007)『再考：精神病の精神分析論』金剛出版）.
Erikson, E.H. (1958) *Young Man Luther*. W.W.Norton & Co.（西平直（訳）(2002)『青年ルター』みすず書房）.

事例18 発達障害
―二次障害として抑うつ傾向を示した広汎性発達障害の中学生男子―

キーワード 知能検査｜ディスクレパンシー｜広汎性発達障害｜二次障害｜小中連携｜TEACCHプログラム｜注意欠陥・多動性障害｜学習障害

ケースの概要

　中学生１年生の男子Ａは、入学当初から同級生や担任とのコミュニケーションがうまく取れていなかった。話しかけられても、すぐに返答ができず、ずいぶん時間が経ってから単語での回答がなされる状態であった。そのため特定の友人はできず、クラスの中でもひとりでいることが多かった。一方でＡ自身は対人希求性を示しており、距離をとってではあるが同級生の後を付いて回る姿が確認されていた。

　Ａは１年生の５月頃から不登校傾向となり、６月には完全な不登校状態となる。Ａは自宅の自室にこもり、ほとんど布団から起きられない状態となった。

見立て

　Ａの対人関係やコミュニケーションの特徴に関しては、入学前に小学校から申し送りがあり、また母親からも情報提供がなされていた。Ａは小学校４年生頃から教育相談センターにも定期的に通所しており、**知能検査**も受けていた。

　そこで中学校は、再度情報を共有するためケース会議を行うこととした。参加者は、中学校から管理職、学年主任、担任、スクールカウンセラー、小学校からＡの５年生、６年生の担任、教育相談センターから担当者が参加した。教育相談センターからは保護者の同意を得たう

知能検査
知的な機能を測定する検査であり、子どもを対象としたものでは、ビネー式知能検査に田中ビネー、鈴木ビネー、ウェクスラー式にWPPSI、WISCなどが挙げられる。

ディスクレパンシー
ウェクスラー児童用知能検査（WISC）などの知能検査における指標得点間に、有意な差が生じることを指す。ディスクレパンシーがある場合、得意な分野、苦手な分野に偏りがあることになり、各種発達障害のアセスメントの材料となることがある。

えで、知能検査の結果が提供された。検査結果は総合的な能力は標準以上であるが、各項目間に**ディスクレパンシー**が見られた。またＡは小学校５年生の時に小児精神科クリニックに１年ほど通院しており、知的障害を伴わない広汎性発達障害と診断されていた。

これらのことからＡの現状は、**広汎性発達障害の二次障害**としての不登校であり、抑うつ状態であると推測された。

援助の経過

ケース会議においてＡの抑うつ状態が強いことから、医療との連携の必要性が提示された。そのためスクールカウンセラーが母親と面談を行い、医療への受診を勧めた。母親もＡのこのような状態は初めて見たため、すぐに以前通院していたクリニックにＡを連れて行き、投薬が行われた。Ａの抑うつ状態は投薬とともに改善したが、中学校の話題になると抑うつ的な反応を示した。

学校側は、**小中連携**の観点に立ち、Ａの小学校時代の様子や効果的なかかわり方、小学校の工夫などを聞き、中学校でのＡの様子を報告し、小学校と現状の打開策を話し合った。また教育相談センターでＡの支援に取り入れていた**TEACCHプログラム**を中学校でも取り入れ、教育相談センターでの支援と中学校でのかかわりに連続性を持たせるよう試みた。また、Ａが学校を安全で安心できる場として認識できるよう、担任とＡの信頼関係の醸成を試みた。

Ａの両親もすでにＡの特徴については中学校に伝えており、それにもかかわらずＡが不登校となってしまったことに不満を抱いていた。そこで、スクールカウンセラ

広汎性発達障害
英語表記ではpervasive developmental disordersとなり、PDDと略されることが多い。自閉症、アスペルガーなど自閉症スペクトラムと言われる一連の疾患群の上位概念で、特に知的障害を伴わない高機能広汎性発達障害が、教育現場では問題になることがある。

二次障害
何らかの障害があり、その障害のために対人関係のトラブルや不登校など二次的な弊害が起こることを指す。心理的には、劣等感や自己効力感の低下などが見られる。

小中連携
「中１ギャップ」など、小学校と中学校の差に戸惑う子どもが多い。また、小学校で行われていた有効な支援が、中学校の入学とともに中断してしまうなどの問題から、プライバシーに充分配慮しつつ小学校と中学校でとる連携。

TEACCHプログラム
自閉症の子どもへの療育・就労・生活支援のプログラム。場所と活動を一対一に整理することによって何をするところかを明確にする物理的構造化や、情報を視覚的な情報に置き換え提示する視覚的構造化などを用いる。

ーがAや両親と担任との橋渡し役を努めた。担任は、3日に一度のペースで家庭訪問を行った。当初は、担任と直接会うことを拒否していたAも、1か月が経つ頃には、自分の好きなゲームやアニメの話を担任とし、また担任から中学校の様子を聞くことにも抵抗を見せなくなっていった。

そして1年生の夏休みが明けた初日に、Aは緊張しながらもクラスに登校することができた。その後も担任が中心となり、Aと同級生のコミュニケーションを助け、またAが気になったことを文章にして担任に伝える交換ノートを始めた。そのようなかかわりを経て、クラスメートもAの特徴を受け入れ、またAも中学校に安心感を持つようになっていった。

考察

本事例は、広汎性発達障害と診断されたAが、中学校という新規場面においてうまく適応できず、抑うつ状態を示した事例である。Aは、小学校の時点で支援を受けており、小学校、保護者からの情報提供もあったため、中学校としては不登校発生以後に行った対処を、本来であればAの入学前に行っておくべきだったのかもしれない。しかし、実際の教育現場では、適切な準備のすべてを当該生徒の入学前に行うことは容易ではない。本事例では広汎性発達障害であったが、このほかにも**注意欠陥・多動性障害**（ADHD）や**学習障害**（LD）、知的障害を伴う児童生徒が在籍する可能性も十分にある。これらの特徴を持つ子どもの支援をすべて教育現場で行うことは難しく、アセスメントを行い、適切な外部機関との連携が必要になる。

また以上のような特徴を持つ子どもは、他者とうまくコミュニケーションをとることが難しい場合があり、孤立したり、

注意欠陥・多動性障害
多動、衝動性、注意力の障害を主症状とする、脳の器質的要因に基づく発達障害のひとつである。

学習障害
知的な遅れがないにもかかわらず、教育の早期の時点で、読字、書字、計算などの特定の学力が有意に障害されている状態。

いじめの対象となったりすることも少なくない。このような対人関係のトラブルは、その子どもの自尊心や自己効力感を傷つけ、本事例で示したような不登校や抑うつ状態を引き起こしかねない。

さらに短期的な症状だけに留まらず、その子どもの自己イメージを深く傷つけるエピソードになりかねない。この二次障害を防ぐためにも、教育現場は子どもたちが安心できる場を整備し、専門的な介入は外部機関と連携し、対応を行っていく必要があると考えられる。　　　　　　　　（福榮太郎）

参考文献
上野一彦・海津亜希子・服部美佳子（2005）『軽度発達障害の心理アセスメント──WISC-Ⅲの上手な利用と事例』日本文化科学社．
佐々木正美（2008）『自閉症児のためのTEACCHハンドブック──改訂新版 自閉症療育ハンドブック』学習研究社．
宮尾益和（編）（2007）『ADHD・LD・高機能PDDのみかたと対応──「気になる子ども」へのアプローチ』医学書院．

第Ⅰ部 事例編／第5章 対人援助職

事例19　看護職
　　　　　　　－新人看護師のメンタルヘルスケア－
事例20　教師
　　　　　　－バーンアウトにより抑うつ状態を示した女性中学校教師－
事例21　保育士
　　　　　－特定の保護者から苦情を受け続け、抑うつ的になった保育士－

●1980年代にホックシールドによって「感情労働」という概念が提示された。感情労働とは、肉体労働と頭脳労働に並ぶ、第三の労働形態であるとされている。具体的には基本的に対人サービス業であり、自分の率直な感情を押し殺し、対象となる人に合わせ、適切なサービスを提供する業務が、感情労働ということになる。頭脳労働者が頭脳を、肉体労働者が肉体を提供し対価を得るように、感情労働者は感情を提供することで対価を得ているのである。自分の感情を提供するため、相手の無理難題や批難、間違いにも"感情的"になってはならず、常に礼儀正しく誠実に振る舞うことを要求される。例えば、キャビンアテンダントやホテル従業員などのサービス業、そして本章で扱う対人援助職も、この感情労働の中核的な職種であると考えられる。

●対人援助職における感情労働の側面を、顕著に表現する現象としては、モンスターペアレント、モンスターペイシェントと言われる利用者たちであろう。これらの無理難題を押し付けてくる人たちを看過できない背景には、対人援助がどのような利用者であれ、誠実に対応することを求められていることと関係しているであろう。そして、このような人たちとの対応は、援助者に無力感、徒労感、恐怖、怒りなどの情緒を喚起させる。しかし感情労働であるために、援助者はこれらの感情を利用者に向けかえることができない。そのため、対人援助職のメンタルヘルスのリスクは高くなってしまう。

●また人に対する援助は、その性質のため休日を設けられない場合もある。この傾向が顕著な業種が医療現場であろう。特に入院施設のある医療機関は、365日、24時間、何らかの業務が発生する。このためシフト制の勤務に従事しなければならず、不規則な生活リズムがさらにリスクを高めてしまう。

●また、人への援助が主たる業務のため、"より良い支援"はどこまででも追求することができ、意識の高い人ほど終着地点が見えず、バーンアウトするリスクを伴う。その反面、支援の成果は明確な形になりにくく、達成感や充実感を得がたい点もメンタルヘルスのリスクのひとつであると考えられる。

●そのため、対人援助職においては同じ立場にいる事業所の同僚、上司などの理解や援助が必須になり、場合によってはクライエントの家族の理解、支援も重要な要素となる。つまり同じ環境にいる人たちのネットワークがクライエントを支え、適切な方向へと導いてくれる。そのため、対人援助職への援助においては、職場との連携が必須であり、環境のマネージメントが重要な要因になるであろう。

事例19 看護職
－新人看護師のメンタルヘルスケアー

キーワード プリセプター制度｜リエゾン｜多重業務｜適応障害｜産業医

ケースの概要

4月に看護師となったAは、入職当初同期の新人看護師の中でも積極的で快活だった。しかし、10月頃より、「動きに無駄が多い」「言ったことを忘れる、何度言っても覚えない」といった行動が目立つようになり、困った**プリセプター**が師長に相談した。

プリセプターの話では、「メモをとらない」「指導をしてもヘラヘラとしていて分かっているのか心配」との報告を複数の先輩ナースから受けており、Aへの指導の仕方に悩んでいるという。

ここ1週間Aの退勤時刻が遅くなっており、師長もそのことが気になっていた。そこで師長はAと面談を行った。師長が困っていることはないかを尋ねると、Aは「先輩は優しいし、ちゃんと教えてくれるのに、自分はできが悪く申し訳ない。患者さんに迷惑をかけそう」と言い、ぽろぽろと涙を流しながら「最近は、朝なかなか起き上がれない」と語った。

Aの言葉を聞き、師長は事業場内産業保健スタッフである**リエゾンチーム**（リエゾン看護師、臨床心理士）にAの現状を報告した。師長がAにリエゾンチームとの面談を勧めたところ、Aも同意したため臨床心理士が話を聞くことになった。

面談においてAは「自分は看護師に向かないのではないか」と涙を流し、話し始めた。学生時代のAは、優等生で「ゆくゆくは災害看護がやりたい」という理想を持

プリセプター制度
ひとりのプリセプティー（新人）に対し、ひとりのプリセプター（指導者）が一定期間マンツーマンで段階的・系統的指導を行い、新人の能力育成を図る教育方法。ともに成長できる、指導に継続性や一貫性が保たれる、プリセプティーのリアリティショックの軽減や精神的支えといったメリットがある。

リエゾン
「心と体」、専門的に言えば「精神科と身体科」をつなぐ存在。
臨床心理士がリエゾン機能を果たす場合、「心理のスペシャリストとして」、「精神科専門スタッフとして」、「コーディネーターとして」の役割がある。さらに、対患者、対家族への支援のみならず「医療スタッフのメンタルヘルスプロバイダー」として医療スタッフのメンタルヘルスに留意し、支援・調整にあたる役割が求められる。

事例19：看護職 －新人看護師のメンタルヘルスケアー

ち入職したが、患者からクレームがきたり、採血で失敗したりといったことが続き、落ち込んでしまったようだった。さらにAは自分と同期の新人看護師を比べ、自分だけができない、遅れていると悩んでいた。またAの生活を確認すると、帰宅後も勉強のために1時過ぎまで起きており、朝は情報収集のため7時半に出勤し、ここ数週間の平均睡眠時間は4時間程度しか確保できていなかった。また、「家でもナースコールが聞こえる気がして」落ち着かないという。先輩たちが心配するので、昼休みはパンかおにぎりを食べているが、「本当は食欲もないし、ひとりになりたい」と語る。もともとは買い物をするのが好きだったが、上京して知り合いも少なく、同期の新人看護師や別の病院に就職した同郷の友人とは勤務が合わず、最近は休みの日も自室にいることが多いとのことだった。

見立てと診断

Aの抑うつの要因として、新人看護師の業務変化が推測された。新人看護師は、入職後半年前後から複数の患者を受け持つようになり、同時並行的にタスクをこなす**多重業務**が発生する。そのため仕事の質は大幅に変化し、量も増加する。この変化にうまく適応できない場合、現実的には残業の増加や睡眠時間の減少が生じ、心理的には無力感や焦燥感、劣等感に起因する不安が高まる。身体的な疲労、心理的な不安から現実的な適応が落ち、そこに先輩、上司からの指導が入り、さらに不安が増大するという悪循環が生じていると思われた。このことから臨床心理士は、A自身には休息が必要であり、職場環境の調整とAへの理解が必要であると考えた。また休息後

多重業務
医療技術の進歩、患者の高齢化・重症化、平均在院日数の短縮化などにより、看護師の役割は複雑多様化し、業務密度も高まっている。
看護師は複数の患者を受け持ち、多重の課題をこなすことが求められる。切迫した状況で同時に起こる事象への対応や、優先順位の判断が大切になる。

もAの心理状態に改善が見られない場合は、医療との連携も必要であると考えた。

援助の経過

面談の中でAは、ストレスがたまっていることを自覚はしているようであったが、「休むと他の子より遅れるから大丈夫です」と休養を固辞した。臨床心理士は、Aの気持ちに共感しつつも、「今休まないことが結果的には最も遅れをとることであり、Aのパフォーマンスを充分に発揮できるよう自己管理することも大事な業務である」と丁寧に説明し、ようやくAも納得した。

そこで師長に連絡を入れ、A、師長、臨床心理士の三者で面談を行い、今後の方針について協議を行った。ここで臨床心理士は、A自身が師長に自分の思いや希望を言えるようサポートし、必要があれば補足を行った。そして、数日休みをとることと、復帰後、業務を調整しつつどのように働いていくかの話し合いが行われた。

Aが休暇に入っている間にAの上司である師長、リエゾン看護師、臨床心理士でミーティングを行い、情報を共有した。さらに、臨床心理士は師長、プリセプターそれぞれと面談を行い、Aの行動とその背景について説明を行った。たとえば、ヘラヘラして見えるのは過度の緊張の裏返しであること。現在は抑うつ的な状態であり、注意力・集中力の低下が起きていること。そのため情報収集に時間がかかり退勤時間が遅くなっていること。また、言ったことを忘れてしまっているのではなく情報が頭に入らず学習能力の低下が起こっていることなどを説明し、Aの現状についての理解を促した。そして病棟全体に対しては「対人援助者のメンタルヘルスリスク」と題し、研

修を行い、Aだけを対象とするのではなく、集団全体に対してメンタルヘルスへの理解が深まるよう働きかけた。

休養明けのAは、休むことで迷惑をかけたと不安げに出勤したが、業務の調整を行い、プリセプターや他の看護師の受容的な対応を受け、Aの不安も時間をかけてではあるがゆっくりと改善していった。また臨床心理士との数回のフォローアップの面接の中で、A自身からセルフケアの必要性が語られ、安定するまでは受診し、服薬をしようと思うとの言葉が聞かれた。

その後Aはクリニックを受診し、抑うつと**適応障害**と診断され、服薬するようになり、以前のような注意・集中力の低下も少なくなっていった。またリエゾンチームは、その後も上司である師長と情報共有を行いつつ、経過観察を行った。

> 適応障害
> ストレス因子により、日常生活や社会生活、職業・学業的機能において著しい障害が起き、一般的な社会生活ができなくなること。うつ病との大きな違いは「原因が特定できるかどうか」という点にある。

考察

今回の事例は、看護師という職種に特有の要因がいくつか挙げられる。ひとつは患者の生死に関わる業務であること。また、そのような業務を複数の患者に対して同時並行的に行わなければならない多重業務であること。さらに病床のある病院においては交代制勤務であり、生活リズムの維持が難しいことなどが挙げられる。このようなストレスフルな職場環境であるため、新人が適応していくにはいくつもの課題があり、新人が起こす適応の障害は少なくない。そのため新人の育成や適応を目的としたプリセプター制度が存在する。本事例でも本人からの相談ではなく、プリセプターから相談が上がっている。

また本事例でも示したように、就業に起因する障害は、A個人の治療だけでは不十分であり、環境の調整も重要となる。本事例では、責任者である師長と援助者（臨床心理士、リエゾ

ンナース)が頻繁に情報共有と共通認識を持ち、Aの支援を行った。またそれだけではなく、Aが日々接する他の看護師にもメンタルヘルスへの理解を求めた。このような職場環境の調整とA自身の治療の両輪がうまく機能してこそ、適切な復職への可能性が見いだせるのではないかと考えられる。

また本事例では、自然な形でAが自発的に受診したが、場合によっては**産業医**等との面談も選択肢に入れる必要があるだろう。

(福榮みか)

産業医
労働者の健康の保持と増進のために必要な医学的知識を持つ医師。事業場において、労働者が健康で快適な作業環境のもとで仕事が行えるように指導・助言を行う。
(→41ページも参照)

参考文献
安藤光子(2010)「看護師が抱えるメンタルヘルス問題——今、職場で何が起こっているのか」『Nursing BUSINESS』4(12), pp.10-12.
町田いづみ・保坂隆・中嶋義文(2001)『リエゾン心理士——臨床心理士の新しい役割』星和書店.
小山敦子ほか(2003)「医療・教育・福祉関係者は疲れている——ケアを供与する側のメンタルヘルス」『心身医学』43(10), pp.680-688.
村本好孝(2011)「看護師のメンタルヘルスケア介入の方法」『HEART nursing』24(4), pp.86-92.
山本晴義(2010)「こんなときどうする? 困ったスタッフへの関わり方」『Nursing BUSINESS』4(12), pp.15-23.

事例20 教師
－バーンアウトにより抑うつ状態を示した女性中学校教師－

キーワード 復職支援デイケア｜うつ病自己評価尺度(CES-D)｜リワークプログラム｜ならし出勤

ケースの概要

中学校英語教師の40歳代女性Aは、3年ほど前から強い肩こりと片頭痛に悩まされていた。仕事も忙しく、学校でも担任と学年主任を兼任し、運動部の顧問を精力的に受け持っていた。職務が多忙なため、病院なども受診せず勤務を続けていたところ、10月頃から体が疲れ切っているのに眠れず、数時間ほどの断眠の後は、起き上がれないほどの倦怠感を覚えるようになった。さらに眩暈、吐き気なども生じるようになり、授業や会議でも集中できず、人の話が分からなくなるというような症状が現れるようになった。そして欠勤せざるを得なくなり、精神科クリニックを受診した。

Aの受診したクリニックは**復職支援デイケア**を持つクリニックであり、初診は医師の診察と臨床心理士のインテーク面接が設定されている。Aは、臨床心理士のインテークで次のような近況を語った。Aには中学生と小学生の子どもが2人おり、下の小学生の男の子が9月に友達の文房具を盗み、小学校で問題になったという。またその時期に運動会が雨で2回ほど延期になり、日程の調整や保護者への対応などに追われていた。その上、夏休み明けで不登校生徒が学年で何人か生じ、いじめと関連する可能性があるということで、その調査なども行っていた。

その中で、不登校生徒の保護者から担任であるAの管理不行き届きではないかと責められ、また実子の件では、夫から「仕事をするのもいいけど、自分の子どもの面倒

復職支援デイケア
医療機関などが運営していることが多く、うつなどの精神疾患で休職しており、復職を目指す人を対象としている。医療機関で行っている場合、保険診療の適用となっていることが多い。

も見られないなら、教師としても母親としても失格だ」と言われたという。Aは「このとき私の中で、何かが音を立てて切れたような気がするんです。生きている意味がないというか。お話をしていて気が付いたんですけど、今回の症状もその頃からだったような気がする」と言った。この受診の時点で**うつ病自己評価尺度（CES-D）**は、重篤なうつ状態を示していた。

> **うつ病自己評価尺度（CES-D）**
> 4件法20項目からなる抑うつ評価尺度。カットオフポイントは15/16であり、16点以上の場合は、うつ病の可能性があるとされる。このほかに、うつ性自己評価尺度（SDS）やベック抑うつ質問票（BDI）などがある。

見立て

医師はAの状態を心因性の抑うつ状態と診断し、Aに休職を勧めた。Aは当初「今職場を休んだら多大な迷惑をかける」「職場に何と説明していいかわからない」と固辞した。しかし、インテークを取った臨床心理士からもA自身の状態について説得を受け、職場への説明に関しては、学校の現状を知るスクールカウンセラーに相談をし、Aと学校との橋渡し役を依頼してはどうかと提案し、Aも了解し、休職に向けての調整を行うこととした。

援助の経過

Aの在籍する学校のスクールカウンセラーは、Aからの相談を受け、医師、臨床心理士の判断を支持した。ただ一方で、学年の中心となるAが休職に入ることの影響も小さくないであろうと想定した。Aがかかわってきた生徒への影響もさることながら、Aはバーンアウトするほどの仕事量を担っており、そのAが休職することは、職員集団に与える影響も非常に大きい。Aが休職することで生じる職員集団への負担が、Aへの不満や批判という形で表現され、Aに伝わることは、不適切であると考え

られた。

そこでスクールカウンセラーは、Aの了解を取ったうえで管理職と協議し、生徒、保護者、教員へどのように説明を行うか、またAの抜けた穴をどのように埋めるかなどを話し合い、周囲の不安や負担をなるべく緩和できるよう事前に対策を講じ、管理職主導でAの休職と今後の復職を支援する体制を整えた。

その結果、当面3か月の休職が認められ、Aはクリニックでの投薬治療とカウンセリングを開始した。カウンセリングの中で、Aは、休職したことが生徒、保護者、同僚、家族、全ての人に申し訳ないと罪悪感をたびたび口にし、休むことに罪悪感を覚え、どのように休んでいいかわからないと言った。そこで臨床心理士は主治医と話し合い、Aの夫にAの状態を説明し、理解と支援を仰ぐことにした。説明は医師から行われ、Aには身体的にも精神的にも休養が必要であること、それには家族の理解と支援が必須であることを説明した。夫もAのことは心配しており、自分の子どもが問題を起こしたときは、自分も焦っていて心ないことをAに言ってしまったと述懐した。そして夫は、家庭でもなるべくAをサポートするよう心掛けると約束してくれた。

夫の変化もあり、Aの状態は徐々に改善に向かっていった。Aは罪悪感を語ることが少なくなり、他者を頼ることが苦手で完璧主義的な自分の特性について洞察し、もっと自然に人を頼れれば良かったと話すようになった。

休職し1か月あまりが経つと、Aの抑うつ感には一定の改善が見られた。そこで臨床心理士と医師は協議を行い、復職支援デイケアをAに提案した。Aもこれを了承し、週2日のデイケアに通い、そこで行われる**リワークプログラム**に参加した。

リワークプログラム
プログラムを施行している機関によって内容はさまざまであるが、心理教育、作業療法、認知行動療法、自立訓練法、アサーショントレーニングなどを導入し、復職を支援する。
(→53ページも参照)

> そして休職から3か月が経ち、Aはそのまま復職も考えたが、年度末ということもあり、新年度までの2か月間休職期間を延ばし、診察、カウンセリング、デイケアを併用しながら、**ならし出勤**を行うことにした。このならし出勤に対し、職場の受容的な雰囲気作りは必須であるため、スクールカウンセラーは再度管理職と協議し、同僚教師にも説明を行い、Aの受け入れ態勢を構築した。その結果、Aはならし出勤もだんだんと増やしていくことができ、新年度には復職することができた。

ならし出勤
休職期間中、一定の改善が見られている場合、突然復職するのではなく、一定の頻度、時間を決め、ならしで出勤すること。通常、問題が生じなければ頻度と時間を増やしていく。

考察

　本事例は、過重な業務によりバーンアウトを起こし、抑うつ状態を示した中学校教師の事例である。近年学校現場では、不登校、いじめ、発達障害、虐待などさまざまな問題が山積しており、教師はその対応に追われつつ、日常業務や部活動の指導などを行っており、その仕事量は少なくない。またベビーブームとの関連で、教師集団には年齢の偏りがあり、ある年代に業務や責任が集中しやすい現状がある。このような背景から教員のうつによる休職は少なくない。具体的な復職支援としては、医療の受診、スクールカウンセラーの活用、外部機関での復職支援プログラムの活用などが挙げられる。本事例では、医療機関では臨床心理士と医師が、またAの職場である学校ではスクールカウンセラーが、機能的にAの復職しやすい環境整備に尽力している。このようなマネージメント機能が、今後求められるであろう。　　　　　　（福榮太郎）

参考文献
大阪教育文化センター教師の多忙化調査研究会（編）(1996)『教師の多忙化とバーンアウト――子ども・親との新しい関係づくりをめざして』法政出版.
村田豊久・小林隆児（編）(2011)「特集 教師のうつ」『子どもの心と学校臨床』4, pp.2-93.
油布佐和子(2007)『転換期の教師』放送大学教育振興会.

事例21 **保育士**
－特定の保護者から苦情を受け続け、抑うつ的になった保育士－

キーワード モンスターペアレント ｜ 職業アイデンティティ ｜ バーンアウト

ケースの概要

　保育士Aは、経験10年目で、毎日子どもたちと活発にかかわる一方で細やかな気配りもするため、保護者や職員同士からも厚い信頼を得ていた。

　保護者Bは、Aが担任する年少児クラスのbの母親で、正社員として働き、子育てにも熱心であった。普段のBは、ときどきAや園長に育児相談をしてきたり、行事について詳細な説明を求めたりすることがあった。

　5月下旬のある日、bと他児がおもちゃの取り合いでケンカをした。Aは、相手の子がbをつねったところで気づき、仲介に入ったが、bの腕にはしっかり痕が残ってしまった。Aは園の看護師にbの様子を見てもらい、園長にも報告した。そして、お迎えに来たBに事情を説明し、謝罪を行った。

　しかし、事情を聴いたBは「なぜ止められなかったのか」「担任の怠慢だ」と怒鳴り始めた。Aは驚き、繰り返し謝罪の言葉を口にするのが精いっぱいだった。そして、園長も一緒に謝罪し、今後はいっそう気をつけていくことを約束した。Aはクラスに戻ったが、表情は硬かった。

　その後もBの態度は軟化することなく、服の汚れや小さなケガ、お遊戯の役にまで苦情を寄せるようになり、日々の保育の内容を細かく伝えるようにAに要求し続けた。Aは園長らと逐次相談し、Bの過剰な要求にできる限り応え、懸命に保育を続けていたが、具体的な対応策は見いだせず、このような状態が長期化する中、自身の夏

休みが明けた頃から体調を崩し、遅刻や欠勤をするようになった。

見立て

園長は、月に一度訪問に来ている臨床心理士に経緯を説明し、Bへの対応とAの精神状態について相談した。臨床心理士は、Aの遅刻・欠勤は保護者とのトラブルに起因しており、ストレッサーであるBとの距離をとる必要があると考え、Aの状態から、医療的な支援の必要性があると判断した。またAの心理的背景には、苦情への緊張とその対応への疲労、状況を収束できない無力感、同僚などへの罪悪感があると推測した。

また、Bは、普段は物事を論理的に考えられる人だが、わが子が傷つけられたことで、園に大事にされていないと感じ、担任や園に怒りを向けたものと思われた。

援助の経過

園長から概要を聞いた後、臨床心理士は、Aとの面談を行った。臨床心理士との面接の中で、Aは、Bの態度の豹変に驚いたこと、Bへの接し方がわからないことを話した。さらに、Bとのトラブルが起こってから、保育中に子どもたちに対してもこれまでのように笑顔で接することができていないこと、考えがまとまらず、同僚に助けてもらう必要があり、申し訳なく思うと話された。こうしたことから、自分が保育士として仕事を続けていてはいけないという気持ちにさえなっていった。園長や同僚は、「あなたは一生懸命によくやっている」「Bさんは言いがかりをつけ、罵倒している。**モンスターペアレ**

モンスターペアレント
理不尽なクレームを寄せ、高圧的で感情的であり、相手を脅かし、消耗させていく親たち。しかし、モンスターペアレントはモンスターという生き物なのではなく、普通の人がモンスター化してしまっている状態である（本間, 2007）とも言われる。

トと言ってもよいくらいだと思う」と言ってくれるが、Aは、自分がBをモンスター化させてしまい、園にも迷惑をかけていると思い、自責的になっていった。そのうち、出勤前に体調が悪くなったり、夜眠れず、朝起きられなくなったりするようになった。Aは話しながら、時折涙を見せた。

　臨床心理士は、AとBについての見立てを園長と共有した。その後、園長が中心となって職員を集め、園内ケースカンファレンスを開いた。カンファレンスで臨床心理士からは、Bについての見立てと、Bに対応し続けることで生じる保育者の精神状態へのリスクについて伝えた。具体的にはAがBと直接接する機会を極力減らすため、Bからの苦情は園長が引き受けるようにし、Aは連絡帳を介してBとやり取りを続け、連絡帳に関しても必ず園長が目を通した上でBに渡すことにした。また、今後、Bへの対応は、なるべく園内で統一することを確認した。

　Aは、臨床心理士からの提案を受け、夜の眠れなさや考えのまとまらなさについてクリニックを受診し、服薬するようになり、勤務状況は徐々に落ち着いた。その後Bへの抵抗感は残っているものの、普段の保育にはやりがいをもって取り組めるようになっていった。

考察

　本事例は、特定の保護者への対応をきっかけに、抑うつ的になった保育者の例である。睡眠の問題や思考力の減退などの抑うつ的な症状があるが、これらは明らかに反応性であるといえよう。一方、保育という職業において、人間的な温かみをもって対象者にかかわることが困難になったり、仕事上の達成感が損なわれるなど**職業アイデンティティ**にも影響が出たりしていることから、**バーンアウト**のリスクが高まって

職業アイデンティティ
Erikson, E. H.の心理社会的発達理論に基づいている。自分にとって仕事とは何なのか、仕事を通じて自分はどうありたいのかという個人の意識。あるいは、職業を通して自分らしさを確かめ、育てていこうとする職業的姿勢。

バーンアウト
著しい情緒的消耗感や身体症状、職業上接する相手へ心を込めて接することが困難になること、仕事の達成感の後退などの症状からなる。ストレス症状やうつ症状と重なるところもあるが、より「頑張ってきたが、とうとう力尽きた」という意味合いを持つ。

いると考えられる。

　本事例のように職業上の問題がきっかけで抑うつ的になっている場合、バーンアウトのリスクも考慮に入れたケアが必要である。臨床心理士は、保護者対応においては後方支援に回り、コンサルテーションを行った。また、保育者個人の状態を見て、クリニックの受診を提案した。今後も継続的に様子を見て、担任や園長にさりげなく話しかけ、労ったり、抱えている困りごとについて具体的な対応の工夫を提案したりすることが必要であろう。

　クリニックなどの医療的支援、園内での情緒的支援のほか保護者対応を担任個人ではなく園全体で対応するものとして認識することも大切である。そうすれば、保育者は、自分が職場内で守られており、みんなと一緒に働いているという感覚を持ち続けられる。職員間連携は、園全体で親子を見守り育てていこうとする保育所の強みでもあるので、それを活かしていけるとよい。なお、状況の改善が見られず、保育者の疲弊が強い場合には、休職や、他クラスや姉妹園などへの異動もやむを得ないこともあると思われる。　　　（太田祐貴子）

参考文献
青木紀久代（監修）東京都社会福祉協議会保育部会調査研究委員会（編）(2012)『保育園における苦情対応――対応困難事例とワーク』社会福祉法人東京都社会福祉協議会.
田尾雅夫・久保真人(1996)『バーンアウトの理論と実際――心理学的アプローチ』誠信書房.
中西信男(1995)『ライフキャリアの心理学――自己実現と成人期』ナカニシヤ出版.
本間正人(2007)『モンスターペアレント――ムチャをねじ込む親たち』中経出版.
村山正治・滝口俊子（編）(2012)『現場で役立つスクールカウンセリングの実際』創元社.

事例21：保育士　－特定の保護者から苦情を受け続け、抑うつ的になった保育士－

第Ⅱ部 理論編

1　コラボレーションの仕組みと実際
　　　　　－医療的な知識がコラボレーションに生かされるには－
2　抑うつ症状とその周辺
3　抑うつの治療(1)　　　　　　　　　－精神療法－
4　抑うつの治療(2)　　　　　　　　　－薬物療法－

●ここでは事例から離れて、理論的な内容が記述されている。
●はじめに本シリーズ全体のテーマである「多職種の協同（コラボレーション）」に関する理論的な展望が、本シリーズの主たる読者対象である心理臨床家の視点から述べられている。心理臨床家がその専門性を高めつつ、他の専門家とコラボレーションしていく道筋が考察されている。
●次に、「うつ」に関する精神医学的知識を扱った論考が集められている。「抑うつ症状とその周辺」では、きわめて多義的である「うつ」が精神医学の中でどのように分類されているのかが概観されている。続いて、精神療法と薬物療法に関する簡潔だが明快な解説がまとめられている。この部分を一読することで、「うつ」の診断と治療に関する知識を得られるだろう。

1 コラボレーションの仕組みと実際
― 医療的な知識がコラボレーションに生かされるには ―

1）心理臨床現場の広がり

　本書では、臨床心理学を修め、臨床心理士等の資格を有する専門家を心理臨床家と呼び、彼らが行う心理的な援助実践を心理臨床としている。ただし、掲載された事例の中では、心理臨床家がさまざまな分野で雇用される現状に合わせて、異なった職名が用いられているものもある。ここでは、心理臨床家の専門性が期待される職の総称を心理職としておこう。

　歴史的に日本の心理職は、第二次世界大戦後に、本格的な専門職として活動し始めた。すなわち、精神衛生法、少年法、児童福祉法などが制定され、それに伴って児童相談所、精神病院、少年鑑別所などに、心理学専攻者が配置されてきたのである。心理検査と面接が主な仕事であり、現在も常勤の心理職が多く活用されている。

　福祉や医療・保健の場に加えて、学校現場にいわゆるスクールカウンセラーとして心理職が採用されたのは、1995年の文部科学省によるスクールカウンセラー活用調査研究委託事業が始まりである。このほか産業なども、企業内カウンセリングを始め、多くのニーズがある。

　臨床心理士有資格者に限ってみても、現在その数は約3万人となる。医療・保健分野に従事する者は、このうち、3割程度と言われている。残りの7割が、その他の分野での活動となり、教育・福祉・産業など広範囲にわたっている。

　以前よりも心理職の存在が身近に感じられるのは、学校を始め児童福祉施設や、高齢者施設など、私たちのくらしに身近な場所で活動する機会が増えてきたせいではないだろうか。

新たな専門性のニーズ

　スクールカウンセラー制度が始まってから20年ほどの間に、特に臨床心理士の専門性について、コミュニティ援助の技量が求められるようになった。基礎的な知識も、学校心理学、組織心理学、コミュニティ心理学などが加わってきたとこ

ろである。学校というコミュニティを例に挙げれば、専門機関で臨床的な援助の必要な対象だけと接している心理臨床家の活動は、健康な子どもたちとの接点を持ちながらの間接的な支援など、もっと多様な文脈の中で自らの専門性を生かすための工夫を模索するようになったと言える。

　一方で、心理臨床家の自己研鑽には、いわゆる個人心理療法を主とする特定の技法や理論を学ぶことが重視されてきた。特定の心理療法に対して特定の訓練を受けた者をセラピストと呼ぶこともあるが、一人前のセラピストになるためには、長い年月と自己投資が必要であった。

　しかもこれまで、日本の心理療法は理論の多くを海外輸入に頼ってきたのが実情であり、もっとも専門性の高い訓練は、留学して身につけてくるもの、といった風潮は、今も続いている。昔と違うところは、海外から輸入されるその量と速さである。まさに急速なグローバル化が進み、多くの学習者の情報は常にアップデートされ続けている。そして、日本独自の専門性を発信する試みも増えてきている。

　どこで学ぼうと一つの心理療法を使いこなすにはそれなりの時間がかかることは間違いない。そして心理療法には、実際にそれなりの社会的ニーズがあって、実績も上がっている。疾病治療に貢献するための技術を身につけ、それを実践することは、構造化された治療関係が維持できる病院や心理相談機関には、むしろうまく適合し、発展してきたとも言えよう。

　ただしこれまで述べたように、心理臨床の場が広がり、ニーズがさらに多様化する中で、現場で起きていることへの幅広い対処能力が求められるようになった。心理臨床家の活動範囲は、医療機関のみとは限らず、むしろ人々の日常生活に近いところで、さまざまな事例に対して心理的な援助を行う機会が多いのが現状である。従って、単に心理療法を複数習得するといった方法では、病院以外の場での心理臨床のニーズには、あまり応えられない。むしろ、予防や健康促進、心理教育、あるいはコンサルテーションなどを重視するコミュニティ援助の発想とスキルを加えることが必須となるであろう。

　本章では、このような心理臨床現場の広がりの中で、心理職のコラボレーションのあり方を考えていこう。その際、特に医療機関での活動を対比させつつ、医療とは異なる文脈の中でどのように医療的知識が活用されるべきかを検討してみたい。

2）治療からケアへ

　くらしのさまざまな場で行われる心理臨床は、教育者や福祉関係者、あるいは一般市民など多様な人々との協働作業となる。大きな目的のひとつは、心のケアであり、医行為としての診断や治療の概念のみでは捉えきれないものである。
　ケアの問題は、今後の時代や社会を考えていく上で、さまざまな論点が交差する、大きな結束点のようなものであるという[ii]。単に医療の場面における「治療のみならず配慮や支援という対応が重要」という趣旨にとどまるものでもない。医療的には、1970年代から慢性疾患への患者のケアや終末期のケアなどの課題を巡って、治療（cure）からケア（care）へという議論が、社会的関心を集めた。当時の社会は、高度成長の最盛期が終わり、社会の成長モデル一辺倒では、通用しない帰路にあったと思われるが、その後も日本はこのモデルを追求し続け、大きな経済危機を経験した[iii]。
　また人間の発達観も、時代や社会の影響を免れない。すなわち、常に成長して、強いこと・速いことが良しとされたところから、もっと多様な価値観の問い直しが起こっている[iv]。斜め右上がりの直線的成長としては、もはや発達を描けない、弱くいたわるべき存在だった高齢者が、社会の多数派となる時代になり、ケアの考え方もさらに複雑化しているのが現代である。

ケアする者／ケアされる者の関係性

　今日のケア論を考える上で、大切なことのひとつは、ケアを必要とする者とケアを与える者の「関係性」である。西平（2013）は、これまでの医療の文脈では、単に治療する者の圧倒的専門性で、治療される者を支配するという、ある種のパターナリズムを孕む危険があったという[v]。たとえば、専門家が、非専門家に何かを一方的に与えるという営みでは、どうしても上下関係が優位になってしまう。そこで生まれてくるものは、その問題の解決に力を発揮できる専門家に、助けを求める側が、素人としてはめ込まれてしまうという文脈であろう。
　だからといって、単純に対等な関係が望ましいというわけでもない。ケアされる側は、どのような事情であれ、それを必要としている立場なのであり、気持ちの上で対等になれないのは無理もないことである。また、仮に同じ専門性を持ち合わせている者同士であったとしても、こうした問題が生じることがある。たと

えば、大災害のあった地域に、各地から支援の専門家が応援に入るとき、被災者でありながら支援者となっているさまざまな専門家が抱える、ストレスや複雑な気持ちの大きさは計り知れない。

つまりケア論の中では、両者の関係を対等性でとらえるよりも、相互性を重視することがより望ましいと言える。相互性のある関係とは、ケアする者がケアされる者からもケアされるという循環的な関係が構築され、維持されることである。たとえば、自分がつぶれてしまうような自己犠牲的なケアでは、ケアは続けられず、結局ケアされる者もつぶれてしまうであろう。

日常生活では、ケアする者とケアされる者のそもそもの関係も、多様である。必ずしも一対一の関係とは限らない。従って心理臨床では、人々の心の複雑な文脈について熟慮し、互恵的な関係構築を目指すことが一層重要な課題となってくる。

このように、心理職の置かれる状況の多様化に伴い、医療的知識の重要性と、その使用の文脈に敏感であることが求められる。

3) 医療とのコラボレーションのための共通言語

医療現場での共有

チーム医療における心理的介入は、治療方針が共有された上で、スタッフ間のコンセンサスのもとに行われる必要がある。チーム医療を行うためには、診断的知識は、共通言語として必要である[vi]。その他の場で心理臨床を行う場合にも、多分野で心の支援についてコラボレーションを行う場合、診断的カテゴリーを共有する必要が出てくるであろう。

しかしながら、診断的カテゴリーの使用を生活場面で心理臨床家がどのように用いるかには、主に2つの問題がある。

ひとつは、心理臨床家は、診断に関する知識を持つ必要がありながら、語ってはいけない、といった、奇妙なダブルバインド的状況の存在である。

海外で実践を行ってきた心理臨床家の多くが、いわゆるDSMの操作的診断マニュアルは、もともと医師以外の人たちにも使用できるように編纂されているものなのだから、日本の心理臨床家は、もっと積極的に活用し、使いこなすべきだという。

日本の場合、診断は医師の独占業務であり、医師免許を持たない者が診断を行ってはならない、診断、治療という表現もむやみに使用してはならないと、心理

臨床家の養成課程で教育されてきた経緯がある。常に医師の団体からも、社会的に懸念が発信されており、心理臨床家は、その棲み分けに過度に注意を払わざるを得なかった面がある。

彼らにこうした説明をすると、非常に驚き、それで日本の心理臨床家は、どうやってチームが組めるのかと問い返される。病院外の場面においても、たとえば、発達障害などの問題については、学校現場の支援に実際に多く入っているのは、心理臨床家たちであり、DSMの観点で必要なことを医師や教師と共有していくのが当たり前だというのである。

これに対して、もちろん日本の病院には、力のある心理職がたくさん活躍しているし、教育現場で、心理職や教員が診断用語で児童／生徒を語ることには、安易にせず、常に慎重でありたいといったことを反論しながら、お互いの理解を深めていくこととなるのだが、いくつかのポイントは、医師以外の専門家と診断カテゴリーの関係に共通する課題であろう。

現在医療の場でチームを組むためには、たとえば看護師国家資格程度の医学的知識の習得が望ましいとされている。これらはつまり、医療従事者として最低限求められる精神薬理学、身体疾患等に関する知識を指している。[vii]

ここで心理職が医療で働く場合、協働する相手は精神科医がイメージされやすいが、小児科、内科ほか多くの診療科で、心のケアのニーズがある。心のケアを行うその場で必要とされる知識を、常に増やし続ける必要がある。

棲み分けに過度な注意を払うより、ニーズのある現場で柔軟な働き方をいかにしつらえていくかが、心理職の専門性として重視される事柄であろう。

くらしの中での心理臨床における共有

心理臨床家が診断カテゴリーを用いる難しさの理由が、もうひとつある。これまで述べたように、心理臨床の現場は、多岐にわたり、診断的な事柄を含まずに支援が終わることも多い。くらしの中では、医療機関で患者として治療を受けている人にも、いない人にも出会う。しかしながら、治療を受けていない人たちの中には、医療の対象となるべき人も少なからずあるのが現状である。

たとえば、本書のテーマであるうつ病を考えてみよう。現在うつ病は受診している患者は100万人を超えるが、推計では600万人以上ともいわれる。自殺件数も3万件程度にのぼり、全国でおよそ14,000人ほどの精神科医では、各患者に主治医がつける範囲を優に超えている。心理臨床家たちが、医療機関以外の支援の場

で、うつの問題を抱えた人々に接する機会が多いのも納得できる。他の精神疾患も含めれば、なおのことである。

　悩んでいたり、困っていたり、あるいは、本人に自覚がなくとも周囲が心配していたり等、何らかサポートを受けるニーズのある状態／状況があり、それを医師以外の人々が助けようとするところから、生活の場で心理臨床が始まる。さらに前景に見える問題が、経済や学習等で、心理面以外のサポートが必要となる場合もある。問題は、常に複合的に存在していて、心理臨床家は、まず相手と関係をつけながら、どういった問題解決の方法があるか、手探りでアセスメントを開始する。医療機関内で行われる心理アセスメントとは異なる多彩なニーズによって、アセスメントはより包括的視点から行われねばならない。このとき、心の援助をしながら、医療が必要なケースかどうか、あるいはどうやったら医療とつながれるかを当然思案する。しかしこれは、診断行為ではないし、そもそも、相手がそのような観点から援助を受け入れるかどうかも見極めなければならない。だからといって、これらのことは医療的知識が、この領域の心理臨床に必要がないという極論には決して至らない。医療的ケアにつながったほうが問題の解決プロセスとして望ましいケースを見逃してしまうリスクを、できるだけ認識せねばならないからだ。

　本書の多くの事例が示しているように、心理的なケアを行うために、医学はもとより、教育や福祉とも多くの接点が必要になる。要するにこれらの知識が、心理臨床家の中で、バランス良く統合されて、ひとつの具体的なプランができあがる。こうしたコラボレーションに参加する心理臨床家の独自のアセスメント過程について、もっと多くの検討がなされるべきであろう。DSMをどのように活用し、あるいは個人の多様なパーソナリティをとらえるために、どういう点を補足して考えるべきかなど、心理職独自の努力も求められる。[viii]

4）チームワークを高め、コラボレーションが生まれる
　　コミュニケーションを活性化させる専門性

　心理職は、コラボレーションの基本となる集団メンバー間に作用していくことにも専門性が求められる。
　チームアプローチによる支援が基本となるのは、医療に限ったことではない。たとえば、福祉施設の多くが、多職種で機能している。組織というのは、職員配置

の構造として大事だが、チームという場合には、職員がそこに自発的に参加して役割を担う機能面が強調される[ix]。

　コラボレーションは、単なる分担作業とは異なるとよく言われる。それぞれの持ち場を各人の専門性を生かしてしっかり務める、ということが文字通りの単純化された意味で強調されてしまうと、自ずとさまざまな職務のあり方が分担性を帯び、担当以外の者が口を挟めない問題が増える。それは結局、チーム力の低下を招いてしまうだろう。

　だからといって、コラボレーションはひとつの高度な専門性を持つリーダーが、メンバーを統率して系統立てた作業を実現させるような集団のあり方とも異なる。たとえば、高度な医療技術を要する一人の患者の病を治療するためには、合理的な機能かもしれない。しかしいずれにせよ、個の意見を殺してチームに参加させ続けるようなことでは、問題解決にとって大事な事柄も、一部の強い意見や、多数派の論理でのみ判断され、一方的に推し進められてしまうリスクを高めてしまう。あるいはまた、チームで決められた作業をいかに無駄なく、忠実にこなすかが優先されるようになると、本来もっとも大切な支援対象者への関わりが、自動的で一方向的なものに偏ってしまう可能性もあるだろう[x]。

　メンバー同士がたえず双方的なコミュニケーションをとりながら、新しいアイディアが生まれ、創造的な活動が展開していくのが、成功したコラボレーション過程である。こうした過程では、何が最善かを多角度的に検討できることが、強みとなる。たくさんの可能性の中から、仮説を選び、実践の中で慎重に軌道修正するという流れは、問題に対する1つの専門的アプローチを駆使した客観的理解とともに、協働するメンバー同士の考えを共感的に理解し合う環境作りが欠かせない[xi]。

　このようなコラボレーションが実現できる組織は、自らが主体的に進化する力を持つようになっていく。コミュニティ援助を行う心理職は、職員間でコラボレーションが可能になるようなコミュニケーションを活性化する貢献が求められているのである。

5) 今後の課題

人材育成

　これまで見てきたように、くらしに寄り添う心理臨床が広がる中で、医療的な

知識のニーズは、増すばかりである。複雑で限られた情報から医療的なニーズをくみ取るには、それなりの研鑽が必要となってくる。大学教育の中で医学的知識を身につけること、実習／研修の充実はもとより、実践の場の実情に合わせた教育的なサポート（つまり支援者支援）が、継続的に求められる。一人職場の多い心理職の形態からみても、学び方に支援が必要で、もっと工夫があって良いように思う。

　これまでのように、自分の気に入った心理療法を一つ学び続けることに加えて、もう一つ学べるとしたら、どのような学びが良いだろうか？　教材にしろ、教授法にしろ、自分たち心理臨床家自身が必要な支援を考え、求めて良いし、それがもっとも社会に還元すべき心理臨床の質の担保につながるはずだ。

　実践家の思考は、理論から事例を見る流れとは逆で、事例に接しながらさまざまな理論が引き出され、再編／統合される。ベテランの実践家は、このように経験を通じて生きた知識をエピソード的に保持していることが多く、それがいわゆる専門家の持つ引き出しを増やしているのである。コンパクトな事例に基づく教材開発も、魅力的な課題であろう。

　これまで、心理職の学び方は、ともすると、ひとり職場でもがき、自己負担で個人スーパーバイザーや研修先を探して、勤勉であり続けなければならないといった、いわば"苦行型"のイメージに偏っていなかっただろうか。臨床がうまくいかないのはたしかに自分の未熟さだが、「できる人はできる」という達人モデルに振り回されて、限られた指導者に追従しがちな学びに陥るリスクが高いままでは、望ましくない[xii]。

　とかく権威的で形式的だと批判される印象の強い精神分析的なアプローチですら、遠隔地から学ぶ環境も整っていて民主主義化の努力は続いており、権力の分散化と、複数の声や観点の価値に関するポストモダン的な変化を反映している[xiii]。講義はオンライン、スーパーバイズはインターネットというのも珍しくない。

　コラボレーションが当たり前の、生活場面に近いところで臨床を営む多くの心理臨床家に、必要なものを学びやすく提供する努力が、与える側にも求められる時代である。心理臨床家もまた、支援される存在なのだと思う。

6）専門性の外側で、心を包むもの

　本書では、以上のような問題意識から、くらしのさまざまなところでの事例と

して、うつのトピックを提示してきた。しかし、そこにもまだ実際の生きた場面でのケアを描き切れたとは言えない。

　そのひとつが、ある種のスピリチュアリティの問題である。特に大災害などで、自らの力では抗しがたい、深刻なトラウマや喪失を体験した人たちの心が回復するために、超越的な存在を心に持てることの力は大きい。

　このようにくらしの場での心の援助では、自分の中にある既存の専門的な知識や経験知では、対応できないものが常に出現する。それらを常に自分の拠って立つ専門性に立ち戻って、意味づけ知識を増やし、再編し続けていくことが、コラボレーションを成功に導く一つの鍵となるだろう。

　その際、自ら持つ専門知識は、援助を必要とする当事者一人ひとりの多様性に配慮した最善の心理的援助を模索する中で、賢明な"実践の知"へと進化を遂げる。これこそが良質なコラボレーションによって、心理臨床家が最も鍛えられる営みであろう。
　　　　　　　　　　　　　　　　　　　　　　　　　　　　　　（青木紀久代）

参考文献
i　村山正治（1998）『新しいスクールカウンセラー――臨床心理士による活動と展開』ナカニシヤ出版．
ii　広井良典（2000）『ケア学――越境するケアへ』医学書院．
iii　広井良典（編著）（2013）『ケアとは何だろうか』ミネルヴァ書房．
iv　内田伸子（編著）（2006）『誕生から死までのウェルビーイング』金子書房．
v　西平直（編著）（2013）『ケアと人間――心理・教育・宗教（講座ケア 新たな人間－社会像に向けて 3）』ミネルヴァ書房．
vi　野村俊明（2002）「精神医学と臨床心理学に共通する基礎――医療における協働を中心として」『精神療法』28（4），pp.419-424．
vii　堀越勝・野村俊明（2012）『精神療法の基本――支持から認知行動療法まで』医学書院．
viii　McWilliams, N.（2011）*Psychoanalytic Diagnosis, Second Edition: Understanding Personality Structure in the Clinical Process*. New York: Guilford Press.
ix　富岡直・中嶋義文（2013）「総合病院での心理職の訓練システム――大学病院での実習を中心として」『臨床心理学』13（1），pp.101-106．
x　増沢高・青木紀久代（編）（2012）『社会的養護における生活臨床と心理臨床』福村出版．
xi　全国乳児福祉協議会（編）（2014）『乳児院における心理職のガイドライン』全国社会福祉協議会．
xii　Schön, D. A.（1983）*The Reflective Practitioner: How Professionals Think In Action*. New York: Basic Books.（柳沢昌一・三輪建二（監訳）（2007）『省察的実践とは何か――プロフェッショナルの行為と思考』鳳書房）．
xiii　Frawley-O'Dea, M. G. & Sarnat, J. E.,（2001）*The Supervisory Relationship: A Contemporary Psychodynamic Approach*. New York: Guilford Press.（最上多美子・亀島信也（監訳）（2010）『新しいスーパービジョン関係――パラレルプロセスの魔力』福村出版）．

2 抑うつ症状とその周辺

抑うつ（depression）はうつ病の中核症状であるが、同時に私たちが日ごろから体験する感情である。ここでは、抑うつ症状を示す代表であるうつ病の基本的な概念を解説し、さらにその周辺にみられる抑うつ症状を示す精神障害を記述する。

1）うつ病

うつ病の概念は近代精神医学の歴史の中で少しずつ変化してきた。1970年代までは、うつ病は内因性うつ病と神経症性うつ病（抑うつ神経症）に大別されていた。このうち内因性うつ病が典型的なうつ病であり、基底にある素因が発現することで発症するとされた。両者の区別を表II-2-1に示す。

うつ病の発症を病因によって区分しようとする考え方はわかりやすく、治療論とも重なり合い、それなりに説得力を持っていた。しかし、「内因」や「神経症」という概念自体が批判にさらされるに伴い、この区別自体も採用されなくなっていった。神経症性うつ病の中に抗うつ薬に反応する一群があるという指摘も影響した[ii]。1980年代以降、病因の検討を棚上げして、もっぱら症状によって精神障害の診断を行なうDSMやICDなどの操作的診断基準が広く用いられるようになった。DSM-IV（1994）では、うつ病は気分障害という大カテゴリーの中に「双極性障害」「気分循環症」とともに分類され、抑うつを主徴とする病態としては「大うつ病」と「気分変調症」が記載された。さらにDSM-5（2013）では、双極性障害とうつ病は異なるカテゴリーに分けられた。これは主要な精神疾患を統合失調症（精神分

表II-2-1 内因性うつ病と神経症性うつ病（文献iを改変）

	内因性うつ病	神経症性うつ病
睡眠障害	ほぼ必発	ないこともある
日内気分変動	しばしば	ない
症状の状況依存性	ない	ある
自責感	しばしば	まれ
病前性格	執着気質など	特になし、軽度の強迫性
きっかけ	まれ	しばしば
抗うつ薬への反応	だいたい良好	効果に乏しい

表II-2-2 DSM-5でうつ病性障害に含まれる障害

破壊的気分不快障害	Disruptive Mood Dysregulation Disorder
大うつ病性障害	Major Depressive Disorder
持続的うつ病性障害（気分変調症）	Persistent Depressive Disorder (Dysthimia)
月経前うつ病性障害	Premenstrual Dysphoric Disorder
物質／薬剤－誘発性うつ病性障害	Substance/Medication-Induced Depressive Disorder
他の医学的状態に由来するうつ病性障害	Depressive Disorder due to Another Medical Conditions
その他	

裂病）と双極性障害（躁うつ病）に分けたクレペリン以来の精神医学の伝統を破棄する新しい分類概念である[iii]。DSM-5では、うつ病性障害（Depressive Disorder）の中に、表II-2-2の障害が含まれている。

こうした分類は疫学的検討も含めた相応の議論を積み重ねて行われたものであるが、一口に言ってうつ病概念がかなり広がったことは間違いない。また、月経前うつ病や薬剤性うつ病などの概念は病因論と関連しており、症状による分類という枠組みをはみ出ている。

我が国の精神医療の現場では、うつ病の診断で治療を受ける患者数が急増している。厚生労働省の調査によれば、1999年におよそ40万人だった躁うつ病の診断で治療をうける外来患者数は、2008年には100万人を超えた。双極性障害の患者数がこれほど急増しているという報告はないので、うつ病それも軽症うつ病の患者が増加しているのだと思われる。うつ病患者の急増の背景には、経済状況・非正規雇用の増加・家族や地域での人間的なつながりの弱まり・高齢社会化等々の要因も関係していると思われるが、うつ病の診断基準自体が拡大し、以前なら受診しなかった人が受診してうつ病と診断され治療の対象となっている可能性もある。精神科の敷居が低くなったのは喜ばしいが、診断基準の際限なき拡大がもたらす結果が望ましいことばかりでないことは議論の余地がないだろう[iv]。

2）うつ病関連の障害

抑うつは不安と並んでおそらくもっとも頻度の多い精神症状である。ここでは、DSM-5でうつ病性障害の中に分類されている障害の中からいくつか記述する。

a：持続性うつ病性障害

これまで気分変調症と呼ばれていたものに該当する。慢性の軽うつ状態が長期

間続いている病態である。この中には、かつて神経症性うつ病と診断されたものが含まれていると考えられている。抑うつ症状が軽症であり（たとえば自殺念慮までは至らない）、必ずしも毎日というわけではないが、エネルギーや集中力の低下が慢性的に持続している状態である。なお、この状態の人が大うつ病に罹患することがあり、これを二重うつ病（double depression）と呼んでいる。

b：月経前不快気分障害

月経前症候群はこれまでも臨床上大きな話題であり、多くの女性がこの診断により婦人科や精神科・心療内科で治療を受けている。月経前あるいは月経開始直後までの期間に、定期的に気分の不安定性・易刺激性・不快感・不安感などを感じて生活に支障を生ずる病態を指している。

c：薬剤起因性うつ病性障害

さまざまな薬物や物質が精神症状を引き起こすことは広く知られている。処方される薬物の中で、たとえばステロイドや胃潰瘍治療薬が抑うつ状態を惹起することはよく知られている。また、市販されている鎮痛薬や鎮咳薬の長期にわたる乱用もしばしば抑うつを惹起する。非合法物質の乱用が、精神病性の症状を引き起こすことはよく知られているが、抑うつもまた生じやすい症状のひとつである。

3）不安－抑うつスペクトラム

抗うつ薬がパニック発作に治療効果をもつことは以前から知られていたが、選択的セロトニン再取り込み阻害薬 SSRI がうつ病・パニック障害・強迫性障害などの第一選択薬になって以来、不安と抑うつの連続性がより意識されるようになった。不安と抑うつがいずれもセロトニンと深く結びついていることが認識されたからである。今日では、ベンゾジアゼピン系抗不安薬の依存性への強い批判と相俟って、抗うつ薬である SSRI や SNRI（セロトニン－ノルアドレナリン再取り込み阻害薬）が不安障害全般の第一選択薬になりつつある。

また、不安障害の症状が慢性化すれば、日常生活に大きな影響を与え、それが抑うつを引き起こすことは当然の成り行きである。たとえばパニック発作がコントロールされず、外出すら気軽にできない生活が続けば、誰でも抑うつ的になるだろう。PTSDにより社会生活から回避することになれば同様の事態が生ずる。

4) 行動化と抑うつ

　リストカットや過量服薬などの行動化、飲酒や薬物依存、ギャンブル、これらの行動の背後に抑うつが隠れていることはつとに指摘されてきた。抑うつや不安を味わうのはつらいことなので、それを紛らわせるためにアルコールや薬物を利用して気分を楽にしようとしたり、ギャンブルや非行に走ってつらい感情に直面するのを避けようとするという心理機制が指摘されている。攻撃性の背後に抑うつが認められることは、かねてより精神分析の立場から述べられてきたことである。

5) 人は誰でも抑うつ的になる

　これまで述べてきたのは治療の対象になりうる抑うつ症状であった。しかし、抑うつは人が生きていくうえで誰でもが経験する感情である。家族との別離、受験の失敗、友人との仲たがい、失恋、仕事上の失敗等々、気分が沈み、意気が上がらず、時に泣きたい気分になる、こうした経験がない人はいないだろう。こうした時に抑うつ的になるのは人間にとってごく自然で当たり前の反応なのである。身体（脳）が立ち止まって少し休めと命じているのだと考えることもできる。精神科・心療内科の敷居が低くなり、多くの人が気軽に受診・相談できるようになったのは喜ばしいことである。しかし、たとえば元気で働いていた会社員が、一昨日上司に厳しく叱責されて気分が落ち込んだため受診した際、うつ病と診断されて治療が開始されるとしたら、これは明らかに過剰な医療である。同じように失恋して悲しい、家族を喪って悲しい、という受診者に十分な吟味もなしにうつ病という診断が下され、安全だからという理由で抗うつ薬が安易に投与されているような現実がないだろうか。過度の医療化は私たちから人間的な感情を奪うことにつながりかねないことに留意すべきである。　　　　　　　　（野村俊明）

参考文献
i 笠原嘉・武正健一・風祭元（編）(1991)『必修精神医学 改訂第2版』南江堂.
ii Akiscal, H.S. and Pinto, O. (1999) The evolving bipolar spectrum. *The Psychiatric Clinics of North America*, 22, pp.517-534.
iii American Psychiatric Association (2013) *Diagnostic and Statistical Manual of Mental Disorders*, 5th ed.
iv 野村俊明・下山晴彦（編）(2011)『精神医療の最前線と心理職の課題』誠信書房.
v Horwitz A.V., and Wakefield, J.C. (2007) *The Loss of Sadness*. Oxford: Oxford University Press.

3 抑うつの治療(1)
― 精神療法 ―

1) はじめに

　厚生労働省が実施している患者調査によれば、日本のうつ病ないし躁うつ病の総患者数は、1996年で43.3万人だったものが2008年では104.1万人と増加傾向にある。うつ病が精神科等の医療機関でのみ見られるごく限られた病態像と考えられてきた時代は終わりつつある。たとえば、職場におけるメンタルヘルスに関する調査研究では、うつ病は欠勤者（アブセンティーズム：absenteeism）に多く見られるものではなく、むしろ出勤者の中にも見られ、出勤しつつも精神面での不調のために仕事効率の低下が見られるプレゼンティーズム（presenteeism）が問題視されている（Tsuchiya et al., 2012）。また、休職扱いになっている教員の約6割が精神疾患を理由としていることが、平成23年10月に文部科学省から発表されている。さらに、看護師の離職率が高まる中で、1か月以上の長期病気休暇を取得した常勤看護職員数の約3分の1がメンタルヘルスの不調によるものであったことが日本看護協会から発表されている。このように、うつ病に代表される精神不調はごく身近にあるものとしての認識が求められてきており、社会全体としてうつ病に取り組む必要がある。

　うつ病ないし抑うつ状態に対する治療には、後述される薬物療法といった生物学的アプローチだけでなく、その本人を取り巻く環境への働きかけ、そして心理的側面からアプローチする心理社会的な支援が治療に有効であることが広く知られるようになってきている。ここでは、うつ病に対する精神療法にはどのようなものがあるのかについて簡単に紹介し、さまざまな精神療法がある中で特定の流派に依ることなく重要なエッセンスのみを抽出し、目の前の患者ないしクライエントと関わる上で役立つトピックについて概説する。

2) うつ病の精神療法

　前章のうつ病の症状、およびその周辺症状についてもう一度思い出してほしい。

思考・感情・行動にまつわるいわゆる中核症状と呼ばれるもの以外にも、原因不明の身体症状などの周辺症状など、一口にうつ病といっても非常に多彩な症状が見られることが理解できたであろう。加えて、「事例編」でまとめられたうつ病に関する多くの事例を振り返ってみてほしい。さまざまな環境下で、人間関係の中で、そして職業や個人が果たす役割の中でうつ病というものが発症していることに気づく。このことから、うつ病は決して個人だけの問題として生じるものではなく、本人を取り巻く社会的な環境による影響を考慮した、**生物－心理－社会モデル**でうつ病を捉える必要があるといえる。うつ病に対する精神療法にはさまざまなモデルが提唱されており、目の前の患者ないしクライエントが置かれた状況を踏まえ、その人物に応じた治療法を選択する。そして、どの症状、どの問題にアプローチしていくかによって、精神療法で何を行うかが変わってくる。たとえば、うつ病発症の引き金となったものが過労や職場や学校での人間関係によるとすれば、その環境を調整するための働きかけは欠かせなくなるし、個人の生い立ちに基づく性格傾向や対人関係の取り方、家族との葛藤がうつ病の発症ないし維持に寄与していると判断されれば、個人や家族を対象とした内省を促すことに主眼を置いた、あるいは目前の問題解決に焦点づけた精神療法が選択されることとなる。

　うつ病に適用される精神療法は、どのアプローチであってもそのほとんどが適用範囲内におさまるといっても過言ではない。強いて差別化を図るとすれば、現在では実証研究によってその治療効果が示されているか否かでうつ病治療に適用すべき精神療法か否かを判断する流れがある。アメリカ精神医学会によるうつ病性障害の治療ガイドラインの修正版によれば、精神療法が治療上中心的な役割を果たすのは軽度から中等度のうつ病性障害の場合であるとされる。また、治療時期によってもその方針に大きな違いはなく、特に精神内界の葛藤が認められる場合、対人関係に問題がある場合、パーソナリティの偏りがうつ病に影響していると考えられる場合には精神療法を行うのが望ましいとされている。アメリカ心理学会（American Psychological Association）の臨床心理学部会では、うつ病にエビデンスが示されている精神療法のうち、第一選択となるものは行動療法／行動活性化、認知療法、認知行動分析システム精神療法（Cognitive Behavioral Analysis System of Psychotherapy; CBASP）、対人関係療法、問題解決療法、セルフマネージメント／セルフコントロールセラピー（Self-Management / Self-Control Therapy）が挙げられている。これらをまずは施行し、いずれも奏効しない場合にはアクセプタンス＆コミ

ットメントセラピー、行動的カップルセラピー、感情焦点化療法、回想/ライフレビューセラピー（Reminiscence / Life Review Therapy）、セルフシステムセラピー（Self-System Therapy）、そして短期的精神力動的療法の実施が挙げられている。ただし、こうしたリストに掲載されていない他の精神療法が効果を示さないという意味ではないことに注意されたい。これは、あくまで実証研究に基づいた治療効果が検討されているか否かの違いである。上記の精神療法は短期的で時間制限的であり、かつある程度構造化された治療構造を持つものがほとんどであり、その点では治療効果の実証研究を行いやすいといえる。実際、筆者の個人的な意見としては、上記のリストにないものとして回数を制限しない伝統的な家族療法はうつ病の治療に非常に効果があると考えている。

3）多職種協働場面における精神療法の活用法

　上記の精神療法のほかにも非常に多くの介入モデルが存在するが、さまざまな理論、それに基づく技法が乱立する中で、ひとつひとつをそれなりに修めようとすれば当然のことながら時間と労力を費やすことは避けられない。しかし、本書のコンセプトである、特定の理論に依らずに目の前の患者ないしクライエントに役立つエッセンスを抽出すること、そして多職種協働ということを考慮すれば、専門家でも非専門家であっても、すぐに理解できて利用に向けて動き出しやすい情報を提供すべきであろう。ここでは、Friedman et al.（1995）による行動医学が医療費削減に寄与するポイントを参考に、多職種協働場面におけるうつ病に対する精神療法の活用の仕方についてまとめてみたい。

①情報提供と意思決定の援助

　これまでの伝統的な医療において、患者は受身的な立場に置かれていたといえる。患者は援助を受け、医療従事者側が援助を提供する図式があり、患者は医療従事者にすべてをお任せする依存の構造が出来上がっていた。しかし、現代においてはインターネットの普及により情報に容易にアクセス可能となり、利用者が知りたい情報が医療従事者以外からも得ることができる時代となった（たとえば、厚生労働省のWebサイト「知ることからはじめよう——みんなのメンタルヘルス総合サイト」http://www.mhlw.go.jp/kokoro/）。

　一方、現代は情報過多の時代でもあり、情報の正確性や信憑性などに対する不

安や混乱を招きやすくなったともいえる。援助を要請する者に対して、自分の問題に患者自ら積極的に関わったり、意思決定を患者自身で行うことができるよう援助するためには、援助要請者のニーズに合った情報提供や疾病理解のための情報提供といった**心理教育**（psychoeducation）の実施が有効である。心理教育は精神医療の領域で精神障害の再発予防に効果的であるとされるが、実際に家族を対象としたうつ病に関する心理教育によってその後の再発率が低くなること（Shimazu et al., 2011）、あるいは家族の心理社会的負担の軽減に心理教育が寄与することが示されている（香月ほか, 2009）。うつ病を発症する前に、メンタルヘルスに関する講習会や研修会を実施するなど予防的教育を実施することも有効である。心理教育の実際に関しては上原（2007）などを参照してほしい。

医療機関外であっても、メンタルヘルスの専門家に依頼し、このような教育の場を設けることは可能である。予防的な観点からいえば、支援スタッフが事前に情報を頭に入れておくことにより、問題意識の共有が図れたり、早期発見のきっかけともなりうる。また、うつ病が疑われる方に接する上で、今後どのように関わる必要があるかを本人の意思を尊重しながら相談に応じ、意思決定を支援することは場面を選ばずに行うことが可能であろう。

②ストレス対策

ストレスマネージメントは健康維持のためだけでなく、生活の質（QOL）の向上にも深く関わっている。うつ病を発症するきっかけとなったストレス因（たとえば職場ストレス、離婚や夫婦不和などの心理的苦痛を伴う出来事）もあれば、現在の仕事、人間関係などに見られる日常生活にあふれるさまざまなストレス因により、イライラや不安、落ち込みなどの精神的な問題だけでなく、不眠、過食／拒食、緊張、疲労などの身体不調、さらには孤立などの社会的な問題も含む場合がある。本人が抱えるストレスについては、過去を遡りながら今に至るまでの生育歴を尋ね、どのようなストレスがこれまでに存在したか、それにどのように対処してきたのか、利用可能な資源は何があるかなどを丁寧に聴取する中に解決の糸口が見つかることも多い。その一方で、当面のストレス状況に圧迫されている人も多くいるため、個人がストレスに対して上手に関わることができるような支援も求められる。

本来、ストレス反応とは身体に備わった危機的状況に曝された際に発動する危機回避のメカニズムによって生じるものであり、「**闘争－逃走反応**」として知られている。緊急時に発動する防衛反応は人が日常生活を送る上ではとても適応的な

反応であるにもかかわらず、危機的状況が慢性的な経過を辿ると常に発動し続けることになる。これによって心身ともに疲弊し、さまざまな身体的・精神的な苦痛をもたらす原因となる。このストレス反応の逆の反応が「リラクセーション」である。リラクセーションに関する心理的な介入法としては、呼吸法や筋肉リラクセーション、定期的な運動、自立訓練法、バイオフィードバック、催眠療法／イメージ療法などが挙げられ、これらは不安や緊張の緩和を目指すものである。これらの介入法については専門的知識と訓練が必要ではあるものの、呼吸法や筋肉リラクセーションや定期的な運動については比較的取り組みやすい（たとえば「ストレスに強くなる方法──富山県」http://www.pref.toyama.jp/sections/1205/health/try/50.htm）。リラクセーションによって当面のストレスによる不安と緊張を緩和させながら、日常生活における具体的な問題の解決を試みたり、必要に応じて専門機関との連携を図ったり、または他機関に紹介したりするのもよいだろう。

③生活習慣の改善

生活習慣は身体疾患との関連だけでなく、精神的な健康との間にも深い関係がある。不眠、肥満、喫煙、飲酒、運動不足、過労など不健全な生活習慣は心身の健康に関与している。たとえば、肥満と精神的な不調との関連を検討した研究によれば、うつ病や不安症などのある人はそうでない人と比べて体重増加が見られる傾向が高いことが報告されている（Kivimaki e al., 2009）。生活習慣改善による身体疾患の予防や抑制の事実に立脚した体系的な生活行動改善プログラムは、治療面だけではなく医療費節約の経済面にも利益をもたらす（Black & Bruce, 1989）。

問題となる生活習慣にターゲットを定め、習慣そのものの改善を目的とする場合には、認知行動療法が役立つ。たとえば、生活習慣に対する行動療法や認知行動療法では、具体的な改善目標と遂行計画を立てる。認知行動療法では生活習慣に関する心理教育に始まり、週間活動表などを用いて問題となる生活習慣をセルフモニターし、具体的な問題解決を図るため、習慣改善という直接的な効果が得られやすい。また、行動療法ではたとえば禁煙支援における行動技法（足達, 2010）として喫煙行動の記録をつけることから始まり、誘惑となる刺激を統制し、自分に褒美を与えたりして禁煙行動を維持させ、将来起こりうる問題を予想して再発防止に備える（図II-3-1）。不健全な生活習慣を悪化させる引き金（生活環境や人間関係など）となる環境ストレッサーがある場合には、環境調整による介入がまず先に必要になるだろう。

```
1. 禁煙開始日を決める
2. 禁煙宣言書
3. 喫煙行動の記録
4. タバコ刺激から遠ざかる
5. 吸いたくなったら別のことを行う
6. 禁煙できたらごほうび
7. 上手に断る・自己主張
8. 危機を予測し対処法を検討
9. 罠に気づき別の考えに置換
10. 家族や友人、同僚の協力を得る
```

図II-3-1　禁煙支援における行動技法（足達（2010）より引用）

④社会的な援助

　人をうつ状態に追い込む主要な原因のひとつは孤立であるとされる（Cacioppo, Fowler, & Christakis, 2009）。これまで生活や心身ともに何の問題も見られなかった人が病気になって次第に孤立するようになり、うつ状態に至るケースも多く見られる。こうした孤立状態を改善させるには、**自助グループ**や**サポートグループ**などが患者の心理的援助の面で非常に有益となる（Friedman et al., 1995）。人間にとって所属する集団を持つことは心理的な安定を図る上で大きな役割を果たす。同じ問題や症状で苦しむ者たちが互いに励まし合い、支え合いながら自分たちが主体となって問題を解決していくことで、自分で問題に対処することができるという感覚が生まれ、加えて他者の役に立てるといった自己効力感が回復されることも期待できる。これに加え、うつ病で苦しむ人にとって利用可能な資源の探索にはソーシャルワークが欠かせない。たとえば、有職者がうつ病によって休職する際に生じる経済面への影響は避けられない。この場合には高額療養費支給制度や自立支援医療費、生命保険の入院給付金、障害年金あるいは生活保護制度などを利用するといったように、生活上の困難や障害に対して、諸制度を用いて支援にあたることが期待される。また、復職のためには従業員支援プログラム（Employee Assistance Program: EAP）を利用して産業医や産業カウンセラーとの連携を図ることも重要である。職場の理解であったり、復職後の支援体制であったりとその程度は受け入れ企業に依存することが多いため、産業保健の専門家と連携を図ることで復職しやすい環境づくりを目指す。

家族への支援もうつ病治療においては非常に重要である。うつ病患者を抱えた家族は患者によって示される負のスパイラルに巻き込まれやすい。また、家族は患者への関わり方ひとつで患者のうつ状態を良くも悪くもする要因のひとつであるともいえる。個人を支援していかに機能改善が図れたとはいえ、帰る場所は変わらぬ家族のもとである。うつ病を悪化させうる家族内コミュニケーションがあったり、うつ病に理解を示さない家族であったりすれば、患者の再発は目に見えている。このため、患者を取り巻く家族を対象にうつ病の心理教育を実施して病気の理解を深めるとともに、患者への関わり方の練習や症状を悪化させうるコミュニケーションのモニタリングを行い、家族内で修正していく作業が必要である。今後起こりうる問題に対して家族が一丸となって対策を練る時間を設けることにより、患者を支える環境を作ることができる。一週間に一度の通院と考えても、患者が時間の大半を共に過ごすのは家族であり、その家族を治療に組み入れることができれば、治療外での治療、つまり家族が治療チームの一員となって患者を家庭内で支援する体制を作ることができれば、非常に強力な治療効果が生まれる。

⑤プライマリーケアとうつ

うつ病はこころの風邪と呼ばれるほど頻繁にみられる精神疾患であるが、うつ病が身体に影響することは周知の事実である。たとえば、うつ病は、前述の喫煙と同様、心臓病の主なリスクファクターに挙げられている (Barth, Schumacher & Herrmann-Linge, 2004, Carney, Freedland, & Jaffe, 2001)。さらに、うつ病はメタボリックシンドロームや自己免疫疾患、がんなどとも関わりを持っていると報告されており、我々の健康への影響は大きい。うつ病に限らず、不安障害、その他の精神的な問題に苦しむ人たちの中で、原因不明の身体的不調や痛みを訴える数は非常に多い。こうした患者では、身体的な痛み（苦痛）と精神的な苦悩が混在して体験されてしまうことが多い。そのため、これらを分けて対処することが必要となる。介入手続きはこれまで紹介したものと類似のものであり、身体不調や痛みに関する心理教育を行って症状そのものの理解を深めたり、日常生活の活動を妨げてしまうような障害となる要因をひとつひとつクリアしていったり、不安や緊張が痛みを悪化させる要因であることからリラクセーション技法や適度な運動を取り入れることで、精神的な苦悩を緩和し、それにより身体的不調の間接的な緩和を図ることが目的である。

また、糖尿病や膠原病、喘息、心臓疾患、がんなどの身体疾患、あるいはパー

キンソン病や多発性硬化症、アルツハイマー型認知症などの神経変性疾患にうつが併存することが指摘されており、近年、精神療法によってそうした身体疾患に伴ううつや不安が改善することが認識されるようになってきている。

　以上、うつ病治療における精神療法の要素を大きく5つに分けて紹介した。これらは1対1の個人療法で実施することもできるし、同じ問題を抱えた者たちを集めて集団療法としても実施することができる。集団療法の大きな狙いは、「自分が抱えている問題で苦しんでいるのは自分ひとりだけではない」という孤立感からの解放だけでなく、症状や問題を一般化して解決可能であるという希望を持たせ、お互いがお互いを支え合い一緒に問題を解決していくという動機づけを高めていくことにある。そして何より、費用対効果の面で集団療法での実施のほうが時間もマンパワーも節約が可能である。集団療法は個人療法と同等の治療効果を持っていることが魅力的な面である。

4）精神療法における非特異的因子

　さまざまな精神療法には、その治療技法がうつ病治療に直接寄与する「特異的因子」と呼ばれるものと、治療者－患者・クライエントとの治療関係や治療環境、患者・クライエントの治療への期待や治療者への信頼感といった治療技法以外の「非特異的因子」がある。この非特異的因子が治療技法に並んで非常に重要であり、これは言語的な部分ではなく、非言語的な雰囲気の中で伝わる部分が多い。支援者の表情や熱心さやあたたかみなどの態度、声の音調や話し方、話をするタイミングなどが含まれる。このいわゆる共感的態度の重要性は、精神科診療に限られたものではなく、他職種の支援者、家族、同僚、友人など、患者・クライアントを取り巻く人たちにおいても同様に重要なポイントとなる。

　また、多くの精神療法においてセラピスト／カウンセラーとなる者は明解な答えを持たない。基本的には患者あるいはクライエントとなる方から語られる内容に基づき、過去あるいは現在に生じている問題を理解し、解決の糸口を探ることになる。そのため相手の話に耳を傾ける作業の重要性とともに、質問による促しを図る作業も非常に重要である。たとえば、うつ病患者の話に熱心に耳を傾けることだけでは事態は何も変わらないことが多いことは、読者の方々も経験があるのではないだろうか。なぜ同じような状況が何度も繰り返されてしまうのか、変

わりたいと思っているのにどうして変わることができないのかなど、支援者側の素朴な疑問から出発し、相手の話を丁寧に聴くだけではなく、支援者側からも積極的に質問し、状況の理解や相手の理解に努める。現場は、支援を求める方々には具体的なアドバイスを強く求められることも多く、実際にどうしたらいいのかわからずに堂々巡りをしているうつ病の方々は非常に多い。しかし、ここで他者から聞いた助言で簡単に事態が解決するようであれば、その方々はうつ病に罹らずに済んでいるのではないだろうか。実際にはいろいろな解決努力を試みてはうまくいかず、他者に助けを求めた上でも解決に至らずに苦しんでいると訴える方々が多く見られる。安易な助言は当人にとっては無益、あるいは害となることもある（だからこそ、「これまで問題を解決しようとして、どんなことをされてきましたか？」という質問が重要になる）。この非特異的因子に関しては、専門性を問わず重要な要素であり、治療者・支援者自身の日常の臨床や支援活動の中で意識的に取り組み、試行錯誤をしていくことで身につけることが十分可能であろう。

5）協働という枠組みでうつ病を治療する

　先述した精神療法を適切に実施するためには専門的な知識とそれ相応の技能訓練が必要であり、うつ病治療や支援に携わる者すべてがこうした関わりができるようになれば理想的であることには違いない。また、うつ病治療のための精神療法に関する書籍も多く出版され、そこには多種多様な技法が溢れており、見よう見まねで即使えるように見えるものも多くあるように思われる。本を読めばできそうなもの、あるいは一日ないし半日程度の講習会やワークショップに参加するとできそうに思われるものもいろいろあるかもしれない。本書は多職種協働という観点から構成されているものであるが、各職種の者がこのような知識や技法を身につけて各自治療や支援に臨めばいいという話ではないはずである。一人の患者あるいはクライエントに対して、多様な観点、専門性を駆使して多様な角度から治療や支援にあたることができるようになることこそが協働の強みであり、魅力であると考えられる。もちろん、心理的な関わりが可能な看護師やソーシャルワーカーは今後ますます増えていくだろうし、さらに広く対人援助職と呼ばれる職種の方々がカウンセリング的なスキルを用いながら支援にあたるようになる時代がくることを期待してもいいだろう。ただし、こうした手厚い治療・支援を行うには、各職種の人たちが目の前の患者やクライエントの治療・支援を行う際に

「共通言語」、または「共通理解」を持ち、「うつ病に取り組む」という大目標を共有した上で、各自が担当する治療・支援のターゲットを明確にする必要がある。つまり、各職種の強みを再確認し、自分たちができること、できないことを明確にし、自分たちが果たすべき役割を最大化させることである。

　共通言語または共通理解に関して、海外では各職種（たとえば精神科医、臨床心理士、社会福祉士、看護師など）にはそれぞれ独特な問題解釈が存在し、治療にあたっては職種特異的な介入が用意されている。同時に、精神疾患に対する理解としてDSM（米国精神医学会）、またはICD（世界保健機関）を共通の診断基準として学び、臨床現場での共通理解、共通言語として用いている。しかし、我が国にはこのような習慣が根付いておらず、各職種間の意思疎通は臨床経験の量に頼ることが多い。そこで、一つの解決策として考えられるのは、生物－心理－社会モデルに基づいて、三側面に現れる症状を1枚のマップの上に記載し、精神的な問題、たとえばうつ病を三側面に現れる症状群として捉えるようにするとよい。たとえば「こころの仕組み図」など、うつ病を図式化して臨床現場で共有することで、うつ病を広く全体的にとらえることができるだけでなく、各職種の介入ターゲットを明確に理解することができるようになる（堀越・野村, 2012）。先に述べたように、うつ病に伴って発症する異なった症状――生物的な症状（睡眠問題、疲労など）、心理的な症状（破局視、絶望感など）、社会的な症状（孤立、引きこもりなど）を明確化し、症状に特化して各職種が得意分野を担当することになる。こうすることで、結果的にチーム医療が完成する。

6）おわりに

　本章では、主にうつ病となった人に対して治療者・支援者がどのような関わりをすることができるかについて述べてきた。具体的なうつ病に対する介入法としては、まずは支持的精神療法を土台に治療関係を構築した上で、心理教育、リラクセーション、エクササイズ、自助・サポートグループなどを試みることができる。しかし、このようなメンタルヘルスの支援が必要なのは患者や相談者だけではない。近年、支援者側のメンタルヘルスの維持、管理の問題が取り上げられることが多くなってきている。たとえば、**感情労働**（emotional labor）といった、対人援助職に見られる大きなストレスがある。

　先述した心理教育のような予防的教育の場を設けたり、定期的なミーティング

を行って事例を共有したり、支援者としての苦労や苦悩を分かち合う場を設けたり、または意識的に支援者がプライベートの充実を図れる工夫を設けるなど、支援者のメンタルヘルス対策が必要である。しかし現状としては、そのような体制が充実してはおらず、いまだ独り職場で奮闘する支援者がいたりなど、課題は山積みである。うつ病に関わる前に、治療者・支援者自身が心身ともに健康であるかどうかのチェックを怠ってはいけない。　　　　　　　　　（樫村正美・堀越勝）

用語解説

生物－心理－社会モデル　旧来の「疾病モデル」（Disease Model）とは異なり、問題は身体的、心理的、そして社会的な側面の総合的な関与によってもたらされ、身体的な欠陥、心理的な偏りなどの単一の原因から生じているのではないと考える。介入に関しても、総合的な介入を想定する。

心理教育　精神障害やエイズなど受容しにくい問題を持つ人たちに、正しい知識や情報を心理面への十分な配慮をしながら伝え、病気や障害の結果もたらされる諸問題や諸困難に対する対処方法を習得してもらうことによって、主体的に療養生活を営めるよう援助する方法（『心理社会的援助プログラムガイドライン』による定義より）。（→26, 34, 65, 94ページも参照）

闘争－逃走反応　危機的状況において戦うか逃げるかを瞬間的に見極め、身体が準備態勢に入るとされる。この際、危険に反応して筋肉は硬直し、ストレスホルモンが分泌され、心拍数が上がるなどの身体面での変化が生じる。

自助グループ／サポートグループ　共通する悩みや困難を経験した人々がお互いを支え合う目的で集まること。個々人の語りを聞いてもらったり、また人の話を聞いたりして相互に支え合う。

感情労働　相手に特定の精神状態をつくりだすために自分の感情を誘発したり、逆に抑圧したりすることを職務にする、精神と感情の協調作業を基調とする労働のこと。

参考文献

足達淑子（2010）「禁煙支援の心理的アプローチ──行動療法の実際と女性における課題」『日本禁煙学会雑誌』5, pp.179-185.

上原徹（2007）『スキルアップ心理教育』星和書店.

香月富士日・佐々木恵・竹内浩・橋本玲奈・内藤敦子・吉松由子・今泉祐治・古川壽亮（2009）「うつ病家族に対する家族心理教育の心理社会的負担軽減効果──予備研究報告」『名古屋市立大学看護学部紀要』8, pp.17-23.

堀越勝・野村俊明（2012）『精神療法の基本──支持から認知行動療法まで』医学書院.

Barth, J., Schumacher, M. and Hermann-Lingen, C. (2004) Depression as a Risk Factor for Mortality in Patients with Coronary Heart Disease: A Meta-Analysis. *Psychosomatic Medicine*, 66 (6), pp.802-813.

Black, J.L. and Bruce, B.K. (1989) Behavior Therapy: A Clinical Update. *Hospital & community psychiatry*, 40, p.1152.

Cacioppo, J.T., Fowler, J.H., and Christakis, N.A. (2009) Alone in the Crowd: The Structure and Spread of Loneliness in a Large Social Network. *Journal of Personality and Social Psychology*, 97(6), pp.977-991.

Carney, R.M., Freedland, K.E. and Jaffe, A.S. (2001) Depression as a Risk Factor for Coronary Heart Disease Mortality. *Archives of General Psychiatry*, 58 (3), pp.229-230.

Shimazu, K., Shimodera, S., Mino, Y., Nishida, A., Kamimura, N., Sawada, K., Fujita, H., Furukawa, T.A., and Inoue, S. (2011) Family psychoeducation for major depression: randomised controlled trial. *The British Journal of Psychiatry*, 198, pp.385-390.

4 抑うつの治療(2)
― 薬物療法 ―

1) うつは2つある──治療の前提

①成因による分類と治療

　薬を含めたうつの治療について考えるとき、その前提としてわきまえておかなくてはいけないのは、うつには2つの種類があるということである。ただし、うつをいくつかに分類して考えるという見方は、現在の主流のやり方ではない。精神医学の領域で世界を席巻している米国の臨床診断基準DSM（Diagnostic and Statistical Manual on Mental Disorders）──最新版はDSM-5──が、成因によらず、うつはほぼ1つだと言っているからである。明らかな身体疾患によるものを除き、いかなる理由で生じたうつでも1つの基準に合致すれば「大うつ病性障害」という疾患と診断され、主たる区別は軽症、中等症、重症しかないのである。

　しかし、このようなやり方は臨床を行うにあたって不適当だと考える見方も少なくない。DSMはもともと臨床を知らない「素人」でも最低限の精神科診断ができることを目指した研究のためのマニュアルである（タイトルの邦訳は、いかにも研究用の「診断・統計マニュアル」である）。臨床経験の少ない、あるいはまったくない研究者でも精神科領域の研究ができるという大きな強みがあり、ついには世界の臨床家をも巻き込んで精神科診断のゴールデンスタンダードとなってしまったのは皮肉な現象と言うしかない。そのようなDSMの有用性を認めつつも、より緻密で適切な治療のためには成因を考えた分類と治療が必要だと考えるのが、もう一方の立場である。筆者は、そのような立場こそ現在の混乱したうつ臨床を整理する最も重要な見方であると信じており、本論はその信念に従って書かれていることをお断りしておく。

②心理性と身体性のうつ

　分けるべき2つの種類とは、「心理性うつ」と「身体性うつ」である。「心理性うつ」とは、症状発現について心理的に解釈や了解が十分可能であり、治療的対応においても心理的な対応が最も効果のあるうつである。心理的要因が大きいと

いうことは、当然薬の効果は限定的なものとなり、補助的なものでしかなくなる。まさに「こころの病」という呼び名がぴったりの病態である。一方「身体性うつ」は、原因として心理的に解釈したり了解したりすることが困難な場合が多く（すべてではない）、治療的には薬を用いなければ改善や治癒は望めない。精神療法（心理療法）だけでは効果はなく、補助的にしか作用しない。以前はこのような病態のものだけを「うつ病」と呼んでいた。私たちはうつを「こころの病」と言っているが、実は昔からある「うつ病」とは「身体の病」なのである。それを本稿では「身体性うつ」と称した。これは治療を考えるうえで欠かせない前提となる。

　なお、この2つのうつに、身体疾患によって直接生じるうつ状態は含めていないことに留意してほしい。すなわち脳梗塞のような脳血管障害や、甲状腺機能障害のような内分泌疾患に伴う抑うつ状態（この種の器質性うつ状態については後述）は、これらの「うつ」とはまったく別物である。
(この2つの用語は、精神医学や臨床心理学で一般的に用いられている術語ではなく、筆者が本論にあたり、理解しやすさを考えて考案したものである)

2) 薬はほとんど不要──「心理性うつ」

①精神科医の混同で激増

　90年代後半まで患者数40万人ほどで推移していた国内のうつが、急速に増え100万人を超えるまでになった主な要因は、この「心理性うつ」の増加にある。それまで病（やまい）として考えられることの少なかった「心理性うつ」は、1999年から、「こころの風邪」という販売促進フレーズとともに、国内初のSSRI（選択的セロトニン再取り込み阻害薬）タイプの抗うつ薬（フルボキサミン、パロキセチン）発売と軌を一にして、本格的な「（健康保険病名としての）うつ病」として受け取られるようになったのである。その結果、「こころの風邪」患者が大挙して精神科に集まるようになり、SSRIは爆発的に売れ行きを伸ばし、抗うつ薬を服用する患者が急増した。このような現象を起こした原因の主たるものは、精神科医の適切とはいえない治療行動にあった。それまでの精神科医にとってうつといえば、仕事や学校を休んでよく休息し、十分量の抗うつ薬をのめば3か月でよくなる、と自信をもって言える対応しやすい疾患であった。どっと押し寄せてきた「心理性うつ」にも、それを同様に行ってしまったのだ。つまり、新しい病として現れた「心理性うつ」と従来の「身体性うつ」を混同してしまったというしかない。

「心理性うつ」とは、環境を主因とし、ときに元来のその人の性格の影響も反映して生じる了解可能なうつである。つまり、ある厳しい環境に置かれれば誰にでも生じうる。心に痛みを感じる出来事、不快な他人の言動、抜き差しならないもめごと、ストレスを感じる環境などに遭遇すれば、誰もが気分の落ち込みを感じ、意欲や食欲が低下し、楽しいことにも喜びを感じられなくなり、寝つきが悪くなる。人に会ったり、会社に行ったりすることに困難を感じることも出てくるだろう。それはある意味当然のことである。しかし、もしそのストレス因が一時的で変化するものであれば、症状は通常何週間も続かない。また一日中ずっとそういう状態も続かない。次第に自然に回復に向かうことが多い。ただ、ストレス因が不変なものや繰り返されるものであった場合は、不調な気分が遷延することはまれではなく、中には症状が増悪する人もいる。

しかし、いずれにしてもそのうつ症状は、原因がはっきりしており、その原因から現在のうつ症状が十分に了解できることに変わりはない。このようなとき、医療者や援助者が第一にすべきことは、心情と事情を共感的によく聴き、職場・家庭の人間関係や日常生活の諸事を含む環境の調整と是正をアドバイスしていくこと、つまり広い意味での精神療法または心理療法である（詳細は前章）。決して「薬を出しましょう」と宣言することではない。ここで薬を治療の第一に挙げるような精神科医は精神科医とは呼べない。心理職は、こういう勘違いをしている精神科医を諫める（または忠告する）努力をしてほしい。

②薬物は補助的に用いる

ただ、「心理性うつ」でも薬が補助的に役立つことは少なくない。それはあくまで精神療法の補助である。その1つは、睡眠の助けである。過酷な出来事に動揺しまたは心痛を感じたときには、必然的に神経が高ぶり、過緊張または過覚醒状態になる。寝つけず、眠っても短時間で目がさめてしまう。それが持続すれば疲弊し体力を徐々に失う。それを避けるために、一時的に睡眠薬を使用することは無駄ではないし有害でもない。睡眠薬には、効き目の持続時間（作用時間）というものが決まっていて、超短時間作用型、短時間作用型、中時間作用型、長時間作用型がある。寝つきだけをよくするなら超短時間型、中途覚醒することが目立つなら短時間型か中時間型というように選択する（こういう点は精神科医がなぜか得意である）が、注意すべきは効果の日中への持ち越し（眠気のハングオーバー）である。中時間型や長時間型はいうまでもなく、超短時間型でも日中に眠気や覚醒度低下を

もたらすことがある。自覚的または他覚的に眠そうでなくても、思考能力が落ちたり作業能率が落ちたりしていたら要注意である。とくに高齢者では、認知症と間違われるような症状として出現することもある。心理職の人たちには、睡眠薬に限らず向精神薬が投与されている患者で何か変調を感じたら、まず第一に薬の影響はないかと考える癖をつけてほしい。よもやそれを、やみくもに心理的に解釈してはいけない。それは、統合失調症の陰性症状やうつ病、パーソナリティ障害や発達障害、認知症との誤った解釈をすぐに作り出してしまうからである。それらはすべて薬の影響が作り出す偽りの病像である。

　薬が助けとなる2つ目は、現実の抜き差しならない辛さの緩和である。「心理性うつ」を根本的に改善するのは、前述の通り、精神療法と環境調整である。それには変わりはない。ただ、変わりようのないあまりにも辛い現実にいる人たち——不治の癌を宣告され余命を見据えて闘病している人、あるいは永遠のパートナーだと長年信じていた人から別れを告げられ孤独になった人など——に対しては、精神療法と環境調整もときに無力である。そのようなとき、SSRIやSNRI（セロトニン・ノルアドレナリン選択的再取り込み阻害薬）やNaSSA（ノルアドレナリン・セロトニン作動薬）または三環系抗うつ薬が、その辛さを減弱させることがある。直面する事情に無関心にさせることで、苦痛を和らげるのである。これはセロトニンの主作用でもあり副作用でもあるといわれている。過覚醒状態で常に辛い現実が心を支配している状態を、ぼんやりと現実への関心を薄める働きをするのである。これはときに著明な効果を示すことがあるが、逆に副作用としてこれが強まると、周囲に関心がなくなって無気力になり、うつが悪化したように見えたり、高齢者なら誤って認知症が始まったと言われたりしかねない。ここでも評価に際して、向精神薬の影響を常に念頭に置いておく必要がある。

3）薬でなければ治らない——「身体性うつ」

①原因でない精神的葛藤

　「身体性うつ」とは、身体の病としてのうつである。身体疾患とはいえないが、身体病に非常に近い。ただし冒頭で述べたように、脳梗塞とか内分泌疾患とかに派生するうつなど、身体に直接原因をもつうつのことではない。あくまで精神的なうつのひとつである。心理職の人たちに、このあたりをわかってもらうことはしばしば難しい。言い換えれば、心理職の人は心して「身体性うつ」を理解しな

ければいけない。そうでなければ、治療を間違い、勘違いした援助者になってしまう。「心理性うつ」に疑いもなく薬を出す、共感力の乏しい精神科医と同じといわれても仕方ない。

　うつとは精神的葛藤の所産ではないのか――そういう疑問が湧くかもしれない。「心理性うつ」のことならそれでよい。しかし、従来うつ病と呼ばれてきた「身体性うつ」は、精神的葛藤によって生じているのではない。精神的葛藤の関与があってもそれは誘因や発症を作った状況にすぎず、病像本態は何らかの「身体的原因」があって身体性に生じているのである。その身体的原因とは何か。おそらくは脳に存在するが、未知である。100年余り前、ドイツのクレペリンという精神医学者が、躁うつ病と分裂病（統合失調症）という二大精神病の体系を作り上げた。多数の患者の経過と観察から、その2つの精神病は脳の何らかの原因によって生じるものであると彼は説き、のちの生物学的発展によってまもなく原因が見つかると信じていた。脳細胞の変性性萎縮が原因とわかったアルツハイマー病と同じようにである。その未知の原因は、ボンヘッファーら他の精神医学者たちによって「内因」と称されることになった。クレペリンが信じた身体的原因はいまだ発見されないままで、現代でも「内因」という用語は残っている。DSMでもかろうじて、大うつ病性障害に付加する修飾語として「メランコリー性（メランコリア）の特徴」という特定用語が用意されている。ここではよりイメージしやすいように「身体性うつ」と言い換えた。

②状況に気分は反応せず

　「身体性うつ」の最大の特性は、気分が周囲の状況や人との関係など環境によって変化しないこと（「気分の非反応性」）である。ドイツのシュナイダーという精神医学者は、「何か嬉しいことのあった場合でも、それは彼の憂うつを少しも減らすものではなく」「悲しい知らせが、快方に向かった病人を逆戻りさせることもない」と1950年の著作で端的に表現した。彼は1954年には、「精神療法は瞬間的効果しかない」とも書いている。周囲の働きかけに気分が反応しないのだから、当然の結論であろう。つまり、症状は精神症状であっても、その実体はあたかも胃潰瘍や肺炎や骨折など身体疾患とほぼ同じだといっているのである。それは発症機転についても同様で、うつ状態に導くと心理的に了解できるような重大なことが必ず起きているわけではない。むしろそれは多くない。不快だが些細な出来事や他人の言葉、軽い身体不調やけが、ありふれた家族の巣立ち（結婚や別居）が、「身

体性うつ」の誘因になることも多い。うつの心因といえそうなものがあることもあるが、その後の症状悪化の程度を、心理的側面でのみ説明することは非常に困難なことが多い。

　気分の非反応性に加えて症状の特徴のもうひとつは、シュナイダーが「生気的悲哀感」と呼んでいる身体の各部に生じる不快感、違和感である。つまり、「身体性うつ」では、感情の落ち込みと同時に、身体的または生命的レベルにも影響を生じるということを意味する。うつ病の身体症状として従来知られる頭重感、倦怠感、呼吸苦、動悸、腹部異常感、四肢のだるさやしびれなど、あらゆる身体的愁訴のうち1つまたは複数が随伴することがほとんどである。「心理性うつ」でも、類似の身体症状が生じることはあるが、心理・環境的要因で出現したり強くなったり、また逆に軽快・消失したりすることがほとんどである。一方、「身体性うつ」の身体症状は中核的な症状であり、その程度が消長することは少なく、持続・遷延し消失することはない。

　現代でも、前述したDSMの「メランコリー性（メランコリア）の特徴」には、喜びの消失、快適刺激への反応消失という「気分の非反応性」に相当する症状が挙げられている。そのほかに、朝に悪化する抑うつ気分、早朝覚醒、著しい精神運動制止または焦燥、食欲不振または体重減少、過度な罪責感など、歴史的にも長く内因性の特徴として指摘されてきた症状群が挙がっているが、「生気的悲哀感」の身体症状はまったく無視され忘れ去られている。これでは「身体性うつ」を見落としてしまいかねない。身体症状を訴えるうつを、心因性疾患である身体表現性障害と誤診する危険は、臨床の場ですでに現実のものとなっている。

③根本治療は薬物とECT

　注意したいことは、「身体性うつ」の診断に症状の軽重は関係ないことである。軽症でも身体性の特徴は同じであり、「心理性うつ」との鑑別診断は治療上欠かせない。ただし重症になると、「心理性うつ」にはみられない症候の型もみられる。動くことも話すこともできない昏迷症状を呈する型や、苦悶感が非常に強くじっとしていることもできない型（焦燥型）である。

　「身体性うつ」の根本治療は、いうまでもなく身体療法である。すなわち薬物療法と電気けいれん療法（electroconvulsive therapy: ECT）が主になる。精神療法は必要だが、根本治療に資する力は非常に少ない。薬物療法は一般的に、副作用の少ない抗うつ薬であるNaSSA、SNRI、SSRIが第一選択で、旧来の三環系抗うつ薬

も選択肢となる。いずれも薬剤ごとに特有の副作用が出現する可能性があるので、十分な注意が必要である。単剤治療が原則であり、併用は最小限にする。抗うつ薬で効果不十分のときは、増強（オーグメンテーション）療法として炭酸リチウム、抗てんかん薬、非定型抗精神病薬を追加することがある。睡眠障害や不安感が強いときは、睡眠薬や抗不安薬を併用しなければいけない場合も多いが、これらの薬剤（ベンゾジアゼピン系と称されるもの）のほとんどは依存性があり、前項で述べた覚醒度や認知機能への影響もあるため、極力少量で可能な限り短期間の使用にとどめたい。抗うつ薬にしろ抗不安薬にしろ、万一たくさん薬を出せばそれだけ効くなどと盲信する精神科医がいたら、心理職は患者のために毅然として諫めるべきであろう。

さらに、十分な薬物療法をしても無効な例、副作用が強く継続困難な例では、電気けいれん療法が適応となる。身体精査と本人の同意を前提に、世界標準の麻酔下無けいれん法、パルス波装置を用い、適切な刺激設定法で行うことが不可欠である。

4) 3つの要因が背景——器質性うつ状態

脳梗塞など脳の器質性疾患や甲状腺機能異常など内分泌・代謝系疾患によって生じるうつ、すなわち器質性うつ状態をどう捉えるか、これは「心理性うつ」や「身体性うつ」よりも複雑で難しい。

ここでは脳卒中後うつ状態（"post-stroke depression"）として知られる脳梗塞後のうつ状態を例に考えたい。これには、3つの要因が考えられる。①脳梗塞そのものによる脳への損傷によって生じたうつ。②脳梗塞にかかったことや運動麻痺を始めとするその症状に対するストレス反応（心因反応）としてのうつ、つまり「心理性うつ」の要素。③脳梗塞という疾患に誘発された原因不明のうつ、いわば「身体性うつ」の要素、である。器質性うつには、これら3つがさまざまな比重で成因として関わっていると考えられる。心理職には、②がもっとも理解しやすいと思われるが、①や③の要因も常に考慮していなければ、適切な援助はできない。疾患に対する抑うつ反応として捉えることは、その人とその苦痛を正しく理解したことにはならない。

治療についても、総合的な対応や加療が必要になる。すなわち、①に対しては、脳梗塞という原疾患への薬物療法を主とした治療で損傷を可能な限り小さくし、あ

るいは回復させる。②に対しては、精神療法（心理療法）での支持的、受容的な対応によって低下した意欲や希望、自発性の向上を図ること、また運動・言語のリハビリテーションによって機能の回復を図る。③に対しては、「身体性うつ」に準じた薬物療法を行い、場合によってはECTの選択もあり得る。

　この三者をそれぞれどの程度強力に行うかは、3つの要素の比重によって決まる。ただし、その比重は簡単に判断できるものではない。何かの検査や評価法ですぐにわかるわけでもない。患者の治療経過と患者の診察（面接）から情報を得て、判断するほかない。重要なことは、3つの成因の可能性を治療者や援助者が十分わきまえて対応することである。身体科医療者が、うつだからと精神科や心理職に対応を「丸投げ」するようなことがあってはならないし、精神科医療者が「身体性うつ」ばかり重視して薬物療法に偏り、精神療法を行わないのも勘違いした治療になってしまう。
　　　　　　　　　　　　　　　　　　　　　　　　　　　　　　（上田諭）

第III部 資料編

1 うつ病に関する統計資料
2 治療・相談機関
3 診断基準

●ここでは「うつ」に関する資料を提示してある。うつ病と診断されて通院している患者数の推移をはじめとする「うつ」に関する諸統計や、「うつ」にまつわる悩みの相談窓口などが紹介されているので、折にふれて参照することで臨床においても役に立つことがあるだろう。

●また、「うつ」に関連した精神医学的障害の診断基準を概観した。詳細は成書を参照していただきたいが、本書を読むことで診断基準の構造を概観することができるであろう。

1 うつ病に関する統計資料

1) 精神疾患による患者数

　厚生労働省が3年ごとに全国の医療施設に対して行っている「患者調査」によると、精神疾患により医療機関にかかっている患者数は、年々増加しており、平成23年の調査で若干減少したものの、依然年間300万人を超えている状況である（図Ⅲ-1-1）。内訳を見ると、20年前までは統合失調症で受診する人が一番多かったが、平成17年よりうつ病などの気分［感情］障害で受診する割合が一番多くなっている。

　精神病床への入院に関しては、統合失調症が全体の6割近くを占めるが、その割合は年々減少しているのに対して、うつ病などの気分［感情］障害で入院する患者数は、増加傾向にある（図Ⅲ-1-2）。

2) うつ病の患者数推移

　うつ病などの気分［感情］障害（躁うつ病を含む）の総患者数は、平成8年には43.3万人だったが、平成20年には104.1万人と100万人を超え、12年間で2.4倍増加した（図Ⅲ-1-3）。平成23年には95.8万人と減少したが、入院と外来との内訳で見ると、入院患者数は増えており、単純にうつ病の患者数が減っているとは言いがたい（図Ⅲ-1-4）。特に平成23年の調査では、東日本大震災の影響で、宮城県の一部及び福島県は除いて調査されており、正確な患者数ではない。震災の影響により、うつ病などの症状を呈しながらも、医療機関を受診できないままの人はいると言われており、実際はこれより多くの患者がいると推測される。

　世界的に見ると、うつ病の患者数は増加しており、世界保健機構（WHO）では、2012年に世界でうつ病に罹患している人が、3億5千万人以上にのぼるという推計を発表した。ただし、これは単純にうつ病患者が増えているというわけではなく、SSRIの導入による製薬会社の宣伝活動と、一般の人たちへのうつ病の啓発活動の影響によるとも言われている。

うつ病は内因性であるが、虐待や暴力はうつ病の危険度を増加させるとの結果が出ていたり、摂食障害や不安障害、人格障害との合併によるうつ病もよく見られる。

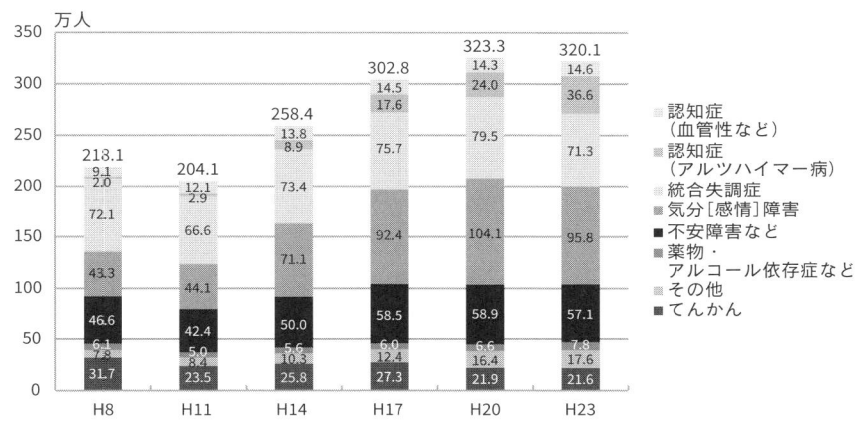

図III-1-1　精神疾患の患者数（医療機関に受診する患者の疾病別内訳）（資料：厚生労働省「患者調査」）

（注）気分［感情］障害：ICD-10 の F30-F39 に分類され、うつ病および双極性障害の患者が中心。
H23 年の調査については、東日本大震災の影響により宮城県のうち石巻医療圏、気仙沼医療圏および福島県を除いた数値である

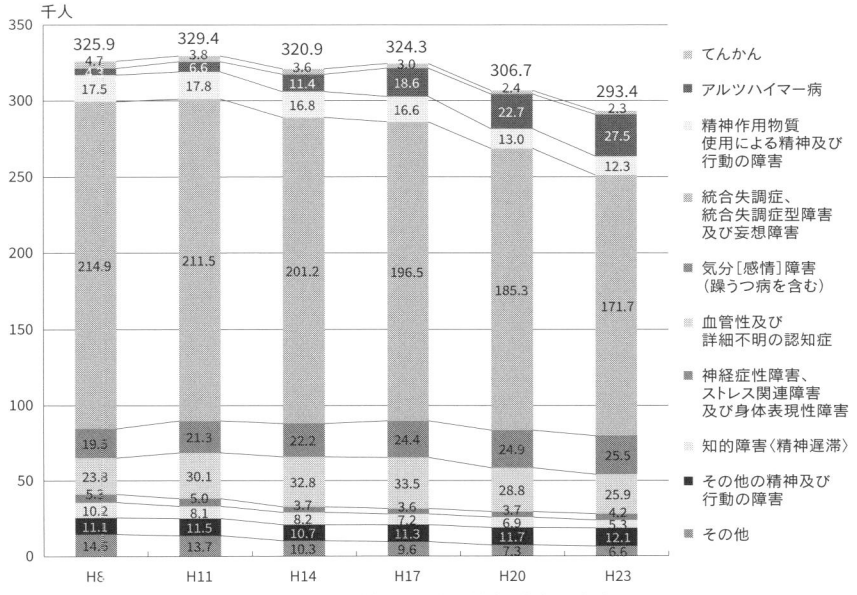

図III-1-2　精神病床入院患者の疾病別内訳（資料：厚生労働省「患者調査」）

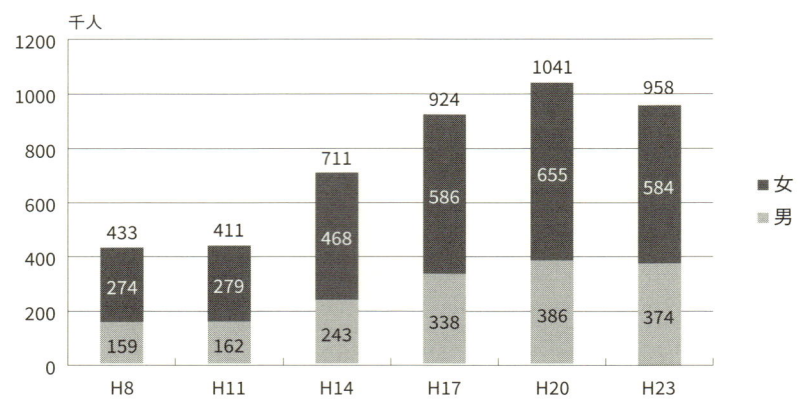

図III-1-3　気分[感情]障害の総患者数（資料：厚生労働省「患者調査」）

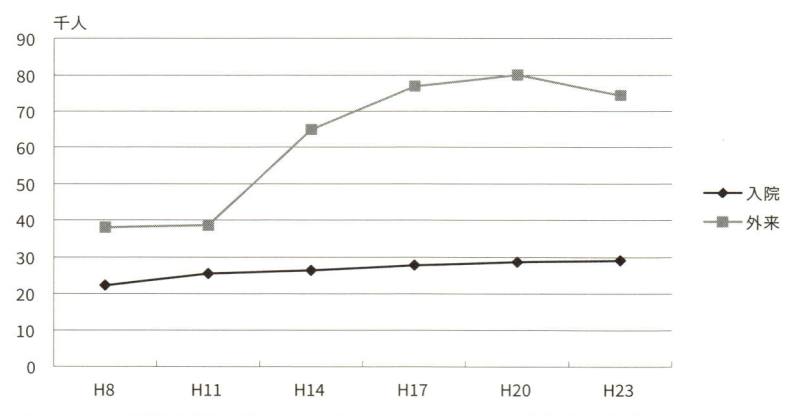

図III-1-4　気分[感情]感情障害患者の入院外来内訳（資料：厚生労働省「患者調査」）

3）男女別・年齢別

　うつ病の発症のリスクは、男性よりも女性のほうが高いと言われている。女性は月経、妊娠、更年期といったホルモンバランスの変化が影響するためと言われているが、出産、仕事、子育てなど、ライフサイクルで環境が大きく変化しやすいこともうつ病のきっかけとなりやすい。年齢別に見ても、女性は30代から老年期に至るまで、ずっと高い頻度で受診されている（図III-1-5）。

　一方、男性では働き盛りの中高年のうつ病が多く、40代の頻度が一番高い。中

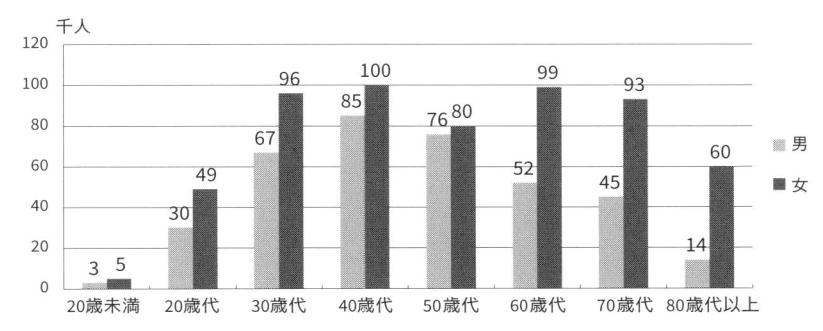

図III-1-5 気分[感情]障害の男女年齢別総患者数
(資料:厚生労働省「平成23年(2011)患者調査の概況」)

高年はキャリア的にも肩書きがつき、責任もいっそう増大して、ストレスがかかりやすい時期である。一方、家庭生活においても子供の教育問題、経済問題なども出てきて、家庭と仕事と両方のストレスがきっかけとなって、うつ病を発症することもある。男性の場合、異動、昇進、リストラ等の職場環境の変化がうつ病のきっかけとなることもある。また、男性はうつ症状から逃れるために飲酒に走ってしまう人もおり、アルコール依存症との関連も指摘されている。

4) 自殺者数の推移

　内閣府および警察庁が公表している自殺者数の統計によれば、それまで年間2万人台前半で推移していた自殺者数が、平成10年に3万人を越し、それ以降自殺者数は年間3万人を越す状況が続いていた。平成22年からやや下降し、平成24年には27,858人と15年ぶりに3万人を切り、平成26年は25,427人であった（図III-1-6）。このように、年間の自殺者数は減少の傾向にあるが、厚生労働省が発表している人口動態統計による死因別の順位では、自殺は第7位と高く、諸外国と比較しても日本は割合が高い状況である。また、厚生労働省が公表している「自殺未遂者・自殺者親族等のケアに関する検討会報告書」によれば、自殺者の4割近くが過去に自殺未遂歴があると報告されており、自殺未遂者は自殺者の少なくとも10倍存在すると言われている。

　自殺の原因として健康問題を挙げる人が多いが、その中でもうつ病による自殺は全体の2割近くを占めている（図III-1-7）。厚生労働省でも、平成22年1月に自殺・うつ病等対策プロジェクトチームを立ち上げ、有識者からのヒアリングやデ

ータ分析を行い、自殺対策に取り組んだ。そのほかに、全国の自治体でも自殺対策はそれぞれに行っており、相談窓口や医療機関を案内している。

男女での自殺者数を比較すると、女性より男性のほうが多く、平成26年の報告では女性が8,041人なのに対して、男性は17,386人と2倍近く多くなっている。自殺の原因としては、女性は健康問題を挙げる割合が高いのに対して、男性は健康問題と並んで経済・生活問題や勤務問題を原因とすることも多いのが特徴である。

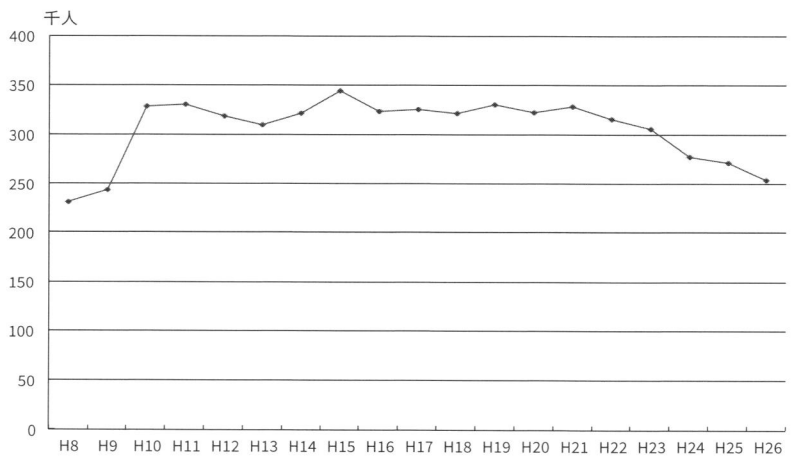

図III-1-6　自殺者の年次推移（資料：警察庁自殺統計原票データより内閣府作成）

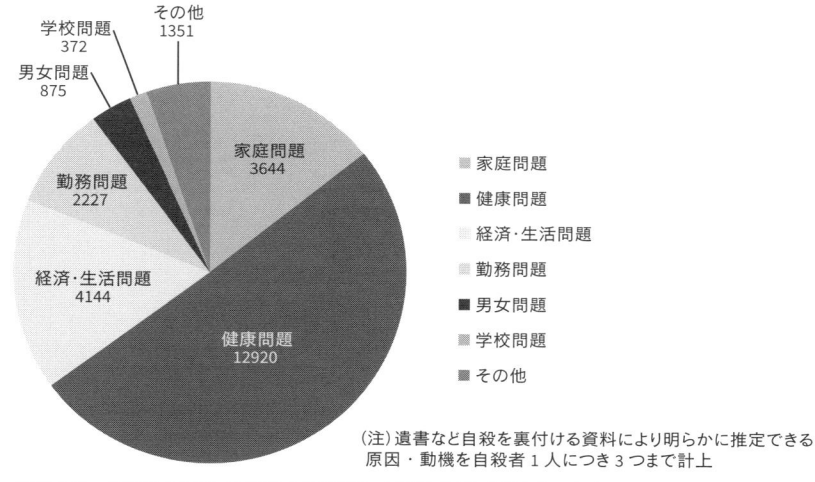

図III-1-7　自殺者の原因・動機別内訳（資料：内閣府・警察庁「平成26年中における自殺の状況」）

（注）遺書など自殺を裏付ける資料により明らかに推定できる原因・動機を自殺者1人につき3つまで計上

家庭問題　3644
健康問題　12920
経済・生活問題　4144
勤務問題　2227
男女問題　875
学校問題　372
その他　1351

1:うつ病に関する統計資料

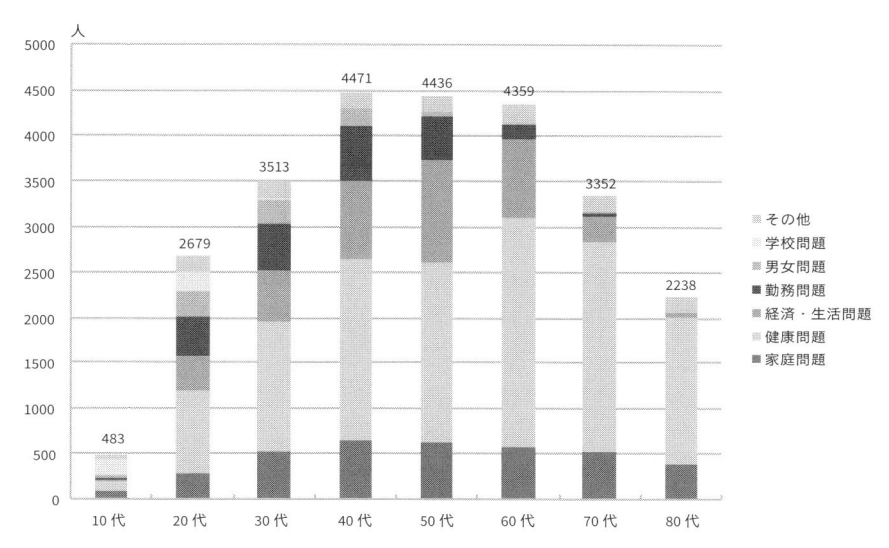

図III-1-8 自殺者の年齢別・原因別（資料：内閣府・警察庁「平成26年中における自殺の状況」）

　年齢別に見ると、若年層では学校問題や男女問題を原因とする割合がほかの年代より多い一方、中年層では経済・生活問題、勤務問題の占める割合が高くなり、高齢期では健康問題を多くの理由に挙げている（図III-1-8）。　　　　　（高木優子）

参考資料
厚生労働省　自殺未遂者・自殺親族等のケアに関する検討会（2008）「自殺未遂者・自殺親族などのケアに関する検討会　報告書」．
厚生労働省（2010）「政策レポート　自殺・うつ病等対策プロジェクトチームとりまとめについて」．
厚生労働省（2012）「統計情報・白書　平成23年（2011）患者調査の概況」．
厚生労働省（2014）「統計情報・白書　平成25年（2013）人口動態統計（確定数）の概況」．
冨高辰一郎（2010）『なぜうつ病の人が増えたのか』幻冬舎ルネッサンス．
内閣府自殺対策推進室・警察庁生活安全局生活安全企画課（2015）「平成26年中における自殺の状況」．

2　治療・相談機関

　うつ病についての認識は広がりつつあり、最近は書籍やインターネットなどを見て「自分はうつ病ではないか」と考えて自ら医療機関を受診する人も増えている。一方で、医療機関を一度も受診しないまま自殺に至る事例も少なくないといわれる。

　うつ状態では、睡眠障害・食欲低下・疲労倦怠感・多様な自律神経症状などを伴うことが多いため、まず内科を受診する患者さんも多い。軽症の場合はそのまま内科で治療されて軽快に至る例も少なくないが、中等症から重症の場合は、精神科で治療を受けることが望ましいといえるだろう。最近では都市部を中心に精神科や心療内科の診療所（クリニック）が急増している。治療へのアクセスは都市部ではかなり改善されたといえるだろう。

　各自治体の精神保健福祉センターや保健所では、無料かつ匿名でメンタルヘルスの相談ができ、医療機関も紹介してもらえる。また学生の場合は、学校に在駐しているスクールカウンセラーや、保健センターでも相談できる。また教育相談所、児童センターでも、子供のメンタルヘルスから発達相談などを受け付けている。

　一定程度以上の規模の企業や公務員であれば、勤労者は産業医に相談することもできる。企業や自治体によっては、外部団体と契約して、社員の心の健康をサポートする従業員支援プログラム（Employee Assistance Program: EAP）を導入しているところもある。

　うつの状態や相談内容によって取り扱う相談機関は違うので、一部を下記に紹介する。

1）医療

厚生労働省　医療機能情報提供制度（医療情報ネット）
http://www.mhlw.go.jp/seisakunitsuite/bunya/kenkou_iryou/iryou/teikyouseido/index.html
都道府県ごとの医療機関が検索でき、基本情報（診療科目、診療日、診療時間等）の

ほか、対応可能な疾患・治療内容などが調べられる。

厚生労働省　みんなのメンタルヘルス総合サイト
http://www.mhlw.go.jp/kokoro/
こころの不調、病気に関する情報をまとめた情報サイト。病気や症状の説明から医療機関、相談窓口、各種支援サービスの紹介などの情報を提供している。

厚生労働省　精神保健福祉センター
http://www.mhlw.go.jp/kokoro/support/mhcenter.html
全国の精神保健福祉センターの一覧が記載されている。

保健所
http://www.phcd.jp/03/HClist/
都道府県ごとの保健所が検索できる。

独立行政法人国立精神・神経医療研究センター　精神保健研究所 災害時こころの情報支援センター
http://saigai-kokoro.ncnp.go.jp
災害時の心のケアについてガイドラインなどが掲載されている。

内閣府　こころの健康相談統一ダイヤル
0570-064-556
各都道府県・政令指定都市が実施している「心の健康電話相談」の共通番号。こちらの番号に電話すれば、電話をかけた所在地の公的な相談機関に接続される。

一般社団法人日本いのちの電話連盟
http://www.find-j.jp/zenkoku.html
各都道府県のいのちの電話の電話番号、受付時間が掲載されている。

一般社団法人社会的包摂サポートセンター　よりそいホットライン
0120-279-338
生活やくらし全般に関する相談を、24時間受け付けている。自殺予防、DV、性

暴力、セクシャルマイノリティ専門の回線もある。

自殺予防総合対策センター　自殺総合対策窓口一覧
http://ikiru.ncnp.go.jp/measures/madoguchi.html
各府省、都道府県、政令指定都市で、自殺予防対策をしている担当部署と連絡先が掲載されている。

自殺予防総合対策センター　いきる・ささえる相談窓口
http://ikiru.ncnp.go.jp/ikirusasaeru/index.html
子育て、児童虐待、いじめ、家庭内暴力、ひきこもり、仕事・職場、経済問題、アルコールやギャンブルなどへの依存、健康問題など、自殺の背景となる内容ごとの相談窓口が各都道府県・政令指定都市別に掲載されている。

2) 産業

厚生労働省　総合労働相談コーナー
http://www.mhlw.go.jp/general/seido/chihou/kaiketu/soudan.html
都道府県ごとにある総合労働相談コーナーが検索できる。

厚生労働省　働く人のメンタルヘルス・ポータルサイト　こころの耳
http://kokoro.mhlw.go.jp/
心の健康確保と自殺や過労死などの予防として、メンタルヘルス情報や相談窓口を案内している。また、メール相談窓口があったり、研修会などのイベントも行っている。

独立行政法人労働者健康福祉機構　勤労者メンタルヘルスセンター
http://www.rofuku.go.jp/shinryo/senmon/tabid/389/Default.aspx
勤労者のメンタルヘルスを専門にした医療機関が掲載されている。

一般社団法人日本産業カウンセラー協会　働く人の悩みホットライン
03-5772-2183
職場、くらし、家族、将来設計など、働く上での悩みを相談できる。月曜日から

土曜日の午後3時から午後8時まで受け付けている。

一般社団法人日本産業カウンセラー協会　全国相談室一覧
http://www.counselor.or.jp/consultation/tabid/292/Default.aspx
全国各地の支部で行っている相談室が検索できる。

全国社会保険労務士会連合会　職場のトラブル相談ダイヤル
0570-07-4864
労働問題に対して特定社会保険労務士が相談にのってくれる。平日の午前11時から午後2時まで受け付けている。

3)地域・家庭

厚生労働省児童相談所　全国共通ダイヤル
189
子育て、児童虐待など子供に関する相談ができる。

NPO法人児童虐待防止全国ネットワーク
http://www.orangeribbon.jp/counter/
児童虐待に関する相談窓口が掲載されている。

全国子育て・虐待防止ホットライン
0570-011-077
子育て・虐待などの相談を午前10時から午後5時まで受け付けている。

内閣府　配偶者からの暴力被害者支援情報
http://www.gender.go.jp/e-vaw/
配偶者からの暴力に関する支援情報をまとめたサイト。法律や支援制度、相談窓口などを紹介している。

内閣府　女性センター
http://www.gender.go.jp/e-vaw/advice/advice06list.html
都道府県ごとの、配偶者からの暴力被害の相談機関が検索できる。

内閣府　DV相談ナビ
0570-0-55210
最寄りの相談窓口（または希望の地域の相談窓口）の電話番号や相談受付時間等を、自動音声で案内している。

日本司法支援センター　法テラス
http://www.houterasu.or.jp/
借金、離婚、相続など法的トラブルに対して、解決に役立つ法制度や、地方公共団体、弁護士会、司法書士会、消費者団体など、関係機関の相談窓口を案内している。また、犯罪の被害者への支援も行っている。

4) 学校・教育・福祉

文部科学省　24時間子供SOSダイヤル
0570-0-78310
夜間、休日を含めて24時間子供からの電話相談を受け付けており、原則として電話をかけた所在地の教育委員会の相談機関につながる。

厚生労働省　こころもメンテしよう〜若者を支えるメンタルヘルスサイト〜
http://www.mhlw.go.jp/kokoro/youth/
10代、20代向けのメンタルヘルス情報サイト。憂鬱な気分、やる気がなくなる、不安になるなど、こころのSOSサインに気づいたときにどうすればいいか、などの情報を紹介している。また各種相談窓口の紹介もしている。

法務省　子どもの人権110番
0120-007-110
法務局・地方法務局の職員または人権擁護委員が、平日の朝8時半から午後5時15分まで子供からの電話相談を受け付けている。

特定非営利活動法人チャイルドライン支援センター　チャイルドライン
0120-99-7777
月曜日から土曜日の午後4時から午後9時まで、18歳までの子供の電話相談を受け付けている。

厚生労働省　国立障害者リハビリセンター
http://www.rehab.go.jp/ddis/
発達障害情報と、都道府県ごとの発達障害支援センターが検索できる。

(高木優子)

3 診断基準

　現在、精神疾患を診断するための決定的な検査方法はなく、血液検査や画像検査などでうつ病を診断することはできない。それは、精神疾患が原因不明であるため、臨床症状に依存して診断せざるを得ないためである。したがって医師は、患者あるいは家族など周囲の人との面接、問診から得られた情報をもとに診断している。従来うつ病は、原因別に身体因性・内因性・心因性の3つに分類されていた。精神科医は患者の訴える症状の確認に併せて、うつ病の発症において誘因があるかどうか、さらには生育歴や病歴、病前性格などを総合的に考慮して診断を下していた。しかし、精神科疾患のほとんどはその原因が解明されていないため、最近では精神科医はその症状と経過から診断をしている。

　現在、世界的に精神科医が用いている分類・診断基準は、アメリカ精神医学会が作成・発表した「精神疾患の診断・統計マニュアル第5版」(Diagnostic and Statistical Manual of Mental Disorders: DSM-5) と、世界保健機構 (WHO) による「国際疾病分類第10版」(International Statistical Classification of Diseases and Related Health Problems: ICD-10) の2つである。この2つは、患者が訴える症状とその経過に焦点をあてて診断する操作的診断方法を採用している。日本でもこの2つが主に分類・診断基準として使われている。世界的に一般化しているものはDSMであるといえるが、DSMがあくまで精神疾患の分類のための診断基準であるのに対し、ICDは精神疾患のみならずあらゆる病気を記述するものである。またICDは世界各国の統計を比較するために用いられる基準であり、日本の厚生労働省の統計も基本的にこれに準ずるものである。なお、精神科関連の公的文書はICDを基本としている。

1) DSM-5の診断基準

　精神疾患としてのうつ病はDSMでは抑うつ障害群に分類され、診断基準となる箇条書きの各項目の該当数で、重篤気分調節症・うつ病／大うつ病性障害・持続性抑うつ障害（気分変調症）・月経前不快気分障害・物質・医薬品誘発性抑うつ障害・他の医学的疾患による抑うつ障害・他の特定される抑うつ障害・特定不能の

表III-3-1　躁病・軽躁病・抑うつエピソードの診断基準 (要約)

1	以下のうち、①抑うつ気分、または②興味または喜びの喪失のいずれかを含めて5つ以上の症状が2週間以上持続する。なお、診断のためには下記の精神症状はすべてほぼ毎日、ほぼ一日中持続していることが必要である。以前の生活水準に比べて明らかな機能変化を起こし、本人にとって苦痛をもたらしている。症状は本人の訴え、または他者の観察によるものによる ①持続的な抑うつ気分 (若年者では怒りっぽさで示されることもありうる) ②これまで興味を示していた活動に関心がなくなる、喜ぶことが少なくなる (持続的) ③顕著な体重の減少、または増加 (食事療法をしている場合は除く)。食欲が減るまたは増える ④眠れなくなる、または眠りすぎる ⑤落ち着きがなくなる、興奮する、あるいは動かなくなる ⑥疲れがひどい、または気力がなくなる ⑦いろいろなことに価値を見出せなくなる、または申し訳ない気持ちが強まる ⑧考えがまとまらない、集中できない。または物事を決められなくなる ⑨死んでしまいたいと思うようになる。または自殺の計画を立てる
2	他の物質 (薬物など)、他の医学的疾患、他の精神疾患で説明がつかない
3	躁病エピソード、または軽躁病エピソードが存在したことがない

※重要な他者との死別や経済面での困難、災害、重い病気に対する反応として、上記1に記載したものと類似した強い悲しみや喪失などの症状が見られることがある。こうした喪失によって生じる反応としては理解可能なものだが、単なる喪失反応としてみるのではなく、抑うつエピソードである可能性にも注意である

うつ病性障害とに診断される。DSM-5より1つ前のDSM-IV-TRでは、「気分障害」という大項目にうつ病と双極性障害 (躁うつ病) が含まれていたが、DSM-5ではそれぞれ「抑うつ障害群」と「双極性障害群および関連障害群」(表III-3-1) という異なる精神疾患単位として捉えている。また、DSM-5の章の並びで見てみると、双極性障害は「統合失調症スペクトラム障害および他の精神病性障害群」と「抑うつ障害群」の間に置かれている。これは症候論、家族歴、遺伝学的観点から、双極性障害および関連障害群はこれら2つの群の間の橋渡しをする位置にあるという意味からである。これに加え、子どもの双極性障害の過剰診断、そして治療の可能性の問題に対処するために、抑うつ障害群には「重篤気分調節症」(Disruptive Mood Dysregulation Disorder、以下「DMDD」) という新たな診断が追加されている。DMDDが抑うつ障害群に含められたのは、この症状型を呈する子どもが青年期・成人期になると、双極性障害よりもむしろ典型的に単極性抑うつ障害群あるいは不安症群を呈するようになることを考慮したためである。このDMDDの診断基準によれば、いわゆるかんしゃく発作を中心にその激しさや繰り返しの頻度の多さ、持続時間の長さ、発達水準に不相応なかんしゃくであることなどが基準として盛り込まれている。そのほかにも、症状が12か月以上持続していることや、家庭だけでなく学校や友人関係などにまたがって症状が見られること、他の精神疾患ではうまく説明がつかず、物質の影響や他の医学的な疾患によるものでないことが

示されて初めて診断される。

抑うつ障害群

　うつ病と慣習的に言われているのは、この「うつ病／大うつ病性障害」を指している場合が多い。うつ病／大うつ病性障害では、単一の、もしくは頻発する抑うつエピソードが存在し、後述する躁病もしくは軽躁病エピソードが存在しないことが特徴である。ここでは、単一エピソードなのか反復性エピソードなのか、また現在の重症度（軽度／中等度／重度）、精神病性の特徴の存在（精神病性の特徴を伴う）、そして寛解の状況（部分寛解／完全寛解）に基づいて診断コードが決定される（それ以外は特定不能に分類される）。大うつ病エピソードに当てはまる症状の項目の数が多いほど重症度が高くなり、社会生活や対人関係の障害レベルも深刻になる。大うつ病では、これに不安性の苦痛を伴うものか、混合性の特徴を伴うものか、メランコリアの特徴を伴うものか、非定型の特徴を伴うものか、気分に一致する精神病性の特徴を伴うものか、気分に一致しない精神病性の特徴を伴うものか、緊張病を伴うものか、周産期発症のものか、季節型（反復エピソードに限定）のものかといった、さらに特定すべき細部分類を設けている（表Ⅲ-3-2）。

　「持続性抑うつ障害」は、DSM-Ⅳで定義された「大うつ病性障害」と「気分変調性障害」を統合したものである。この障害は、比較的軽いうつ状態が2年以上慢性的に続いている場合に診断される。従来の病名で抑うつ神経症や神経症性うつ病と言われていたものがこれに該当する。この障害でも、うつ病と同じように特定すべき細部分類が設けられている。

　このほか、月経開始前最終週に抑うつ症状を認め、月経開始数日以内に軽快し月経終了後の週に最小限または消失する**月経前不快気分障害**（Premenstrual Dysphoric Disorder）、既往歴や身体診察所見、検査結果から物質・医薬品（アルコール、フェンシクリジン、他の幻覚薬、吸入剤、オピオイド、鎮静薬・睡眠薬・または抗不安薬、アンフェタミン（または他の精神刺激薬）、コカイン、他の（または不明の）物質）への曝露により誘発される**物質・医薬品誘発性抑うつ障害**（Substance/Medication-Induced Depressive Disorder）、抑うつ症状が他の医学的疾患の直接的な病態生理学的結果によるものであるという証拠を認める**他の医学的疾患による抑うつ障害**（Depressive Disorder Due to Another Medical Condition）、抑うつ障害に特徴的な症状が優勢ではあるが、抑うつ障害群の診断分類のいずれも完全には満たさないがある特定の理由を記録できる場合に適用される**他の特定される抑うつ障害**（Other Specified Depressive Disorder）、

表III-3-2　持続性抑うつ障害（気分変調症）（Persistent Depressive Disorder (Dysthymia)）の診断基準（要約）

1	本人の訴え、他者の観察による抑うつ気分がほぼ1日中続き、週・月でみても抑うつ気分でない日が少ない（少なくとも2年間持続する。若年者では1年間の怒りっぽさで示されることもある）
2	抑うつ気分の間は以下のうち2つ以上の症状が見られる ①食欲の変化（食欲低下／食欲増進） ②眠れない／眠りすぎる ③気力が出ない、疲れやすい ④自分は価値がないと思う ⑤集中できない、物事を決められない ⑥「もうだめだ」と思う
3	2年の間に2か月を超える期間で1や2の症状がなかったことはない
4	躁病エピソード、軽躁病エピソード、気分循環性障害の基準を満たさない
5	他の精神疾患や医学的疾患、他の物質（薬物など）ではうまく説明されない
6	これらの症状は本人に苦しみを与え、生活面での機能障害を引き起こす

そして抑うつ障害に特徴的な症状が優勢だが抑うつ障害群の分類中のいずれの基準も完全には満たさず、臨床家が特定の抑うつ障害の基準を満たさない理由を特定しないことを選択、およびより特定の診断を下すのに十分な情報がない状況（例：救命救急室の場面）において適用される**特定不能の抑うつ障害**（Unspecified Depressive Disorder）といった分類がある。

双極性障害および関連障害群

　これまで紹介した抑うつ障害群は、いわゆる単極性のうつと呼ばれるものである。単極・双極という言葉は、抑うつエピソードのみを有するか、あるいは躁病または軽躁病エピソードも有するかといった、1つもしくは2つの感情の極を経験するという理由から用いられている。双極性障害および関連障害群には双極Ⅰ型と双極Ⅱ型（Bipolar-Ⅰ・Ⅱ）、そして気分循環性障害（Cyclothymic Disorder）の3つの分類があり、これらはいずれも他の精神疾患ではうまく説明されないものである。双極Ⅰ型障害は「躁病エピソード」に該当するもの、そして双極Ⅱ型障害は「軽躁病エピソード」と「抑うつエピソード」に該当するものとして分類される。加えて双極Ⅱ型障害の場合、過去に躁病エピソードがないことが診断基準の1つとなっている。そして気分循環性障害は少なくとも2年間（子どもおよび青年の場合は少なくとも1年間）という長期にわたり軽躁症状や抑うつ症状を示すものの、軽躁病・抑うつエピソードの基準を満たさない水準の症状を呈するのが特徴である。その名の通り、躁病エピソードは軽躁病エピソードよりも症状が重く、社会的または職業的な機能に著しい障害を引き起こし、自分や他者に害を及ぼす危険性が高いため、入院が必要になったり、精神病性の特徴を伴ったりするほど重篤な症

状を示すものである。

　この障害群は気分の上がり下がりを特徴とするため、「うつは気分の落ち込みを示す」といった一般的なイメージによって「本当にうつではないのではないか」などと誤解を招いたり、周囲の理解が得られなかったりする恐れもあり、抑うつ障害群に加えて理解しておくべき障害群である（表III-3-3）。

　双極Ⅰ・Ⅱ型障害では、現在または直近のエピソードが躁病、軽躁病、抑うつのどれなのか、部分寛解か完全寛解か、現在気分エピソードの基準を完全に満たす場合の重症度（軽度〜重症）の特定に加え、不安性の苦痛を伴うものか、混合性の特徴を伴うものか、急速交代型か、メランコリアの特徴を伴うものか、非定型の特徴を伴うものか、気分に一致する精神病性の特徴を伴うものか、気分に一致しない精神病性の特徴を伴うものか、緊張病を伴うものか、周産期発症のものか、季節型のものかといった特徴を有するかどうかも特定する。

　気分循環性障害では、このほか、以下のような不安性の苦痛を伴う場合は張りつめた、または緊張した感覚、異常に落ち着かないという感覚、心配のための集中困難、何か恐ろしいことが起こるかもしれないという恐怖、自分をコントロー

表III-3-3　躁病・軽躁病・抑うつエピソードの診断基準（要約）

躁病エピソード	抑うつエピソード
1　異常な気分の高まり。開放的または易怒的になる 　　少なくとも1週間（ほぼ毎日）、ほぼ1日中持続する	1　以下の症状のうち5つ以上が示される。同じ2週間の間に存在し、ほぼ毎日、1日中続く。症状のうち少なくとも1つは抑うつ気分、または興味または喜びの喪失
2　以下の症状のうち3つ以上が示される 　　①自信過剰、大げさな態度 　　②睡眠時間の減少（眠らなくても平気になる） 　　③よく話す、切迫感のある話し方 　　④話が飛ぶ、まとまりのない話し方 　　⑤集中力の欠如、気が散りやすい 　　⑥何かを成し遂げようと過活動になる、落ち着きのなさ 　　⑦（困った結果を招く）衝動的な行動に熱中する	①抑うつ気分 　　②興味関心の減退 　　③体重の減少／増加、食欲の減少／増加 　　④眠れない／寝すぎる 　　⑤落ち着きのなさ、動きの鈍さ 　　⑥疲れやすさ、気力がでない 　　⑦価値を見出せない、過剰な罪責感 　　⑧考えがまとまらない、集中できない、決められない 　　⑨死にたいと思う、死のうと計画する
軽躁病エピソード	2　これらの症状は本人を苦しめ、生活面での機能障害を引き起こしている
1　異常な気分の高まり、開放的または易怒的な傾向が少なくとも4日間、ほぼ毎日、ほぼ1日中持続する	
2　躁病エピソード2の症状のうち3つ以上が示される	
3　気分、機能の障害は他者からも観察が可能であること	

ルできなくなるかもしれないという感覚、のいずれかを特定する。

　双極性障害および関連障害群においても、病歴、身体診察所見、または検査所見から物質・医薬品曝露により誘発される**物質・医薬品誘発性双極性障害および関連障害**（Substance/Medication-Induced Bipolar and Related Disorder）、症状が他の医学的疾患の直接的な病態生理学的結果であるという証拠がある**他の医学的疾患による双極性障害および関連障害**（Bipolar and Related Disorder Due to Another Medical Condition）、双極性障害および関連障害群のどの基準も完全には満たさず、基準を満たさないという特定の理由を伝える選択をする場合に使用される**他の特定される双極性障害および関連障害**（Other Specified Bipolar and Related Disorder）、そしてどの基準も満たさない理由を臨床家が特定しない場合の**特定不能の双極性障害および関連障害**（Unspecified Bipolar and Related Disorder）の分類がある。

2）ICD-10の診断基準

　精神疾患としてのうつ病は、ICDでは「気分障害（感情障害）」に分類され、うつ病エピソードの大項目と小項目の数によって重症度が判定され、軽症・中等症・重症に分けられる。軽症うつ病と中等症うつ病には、身体症状を伴うものと伴わないものがあり、重症うつ病では精神病症状を伴うものと伴わないものに分類される。これは双極性障害（ICDでは正しくは「双極性感情障害」と表記される）においても同じ分類がなされており、ICDでは「単極性のうつ」と「躁とうつを併せ持つ双極性障害」が気分障害という大項目に含まれている。

　表III-3-4に示したうつ病エピソードを繰り返すと反復性うつ病性障害と診断される。そのほかのうつ病エピソードとしては、思春期うつ病、心気性うつ病、退行期うつ病、非定型うつ病がある。軽度のうつの状態が何年も続く場合は、持続性気分（感情）障害と診断され、気分変調症はこれに含まれる。

　躁病エピソード（表III-3-5）、双極性感情障害にも精神病を伴うものと伴わないものがあり、双極性感情障害では現時点で見られるものが躁病エピソードなのか軽躁病エピソードなのか、軽症あるいは中等症うつ病エピソードなのか重症うつ病エピソードなのか、あるいは混合性エピソードなのかの分類が行われる。躁病エピソードについては単一の躁病エピソードに限って用いられ、うつ病と躁病あるいは軽躁病のエピソードが連続して起こった場合には双極性感情障害と診断される。持続的な気分の不安定さを示し、軽いうつや軽い高揚の期間が何回も続く場

表III-3-4　うつ病エピソード：症状の項目

大項目
(1) 抑うつ気分
(2) 興味と喜びの喪失
(3) 易疲労感の増大と活動性の減退
小項目
(4) 集中力と注意力の減退
(5) 自己評価と自信の低下
(6) 罪責感と無価値感
(7) 将来に対する希望のない悲観的な見方
(8) 自傷あるいは自殺の観念や行為
(9) 睡眠障害
(10) 食欲不振
軽症：大項目の2つ以上、小項目の2つ以上
中等症：大項目の2つ以上、小項目の3つ以上
重症：大項目の3つ、小項目の4つ以上

表III-3-5　躁病エピソード：症状の項目

大項目
(1) 高揚した気分
(2) 身体的、精神的活動性の量と速度の増加
その他の特徴
(1) 著しい健康感、心身両面の好調感
(2) 社交性の増大、多弁、過度な馴れ馴れしさ／いらいら、気まぐれ、粗野な行動
(3) 性的活動の亢進
(4) 睡眠欲求の減少
(5) 自尊心の肥大、誇大的あるいは過度に楽観的な考え方
軽躁病：躁病よりも程度の軽いもの。気分と行動上の異常があまりに持続的で顕著であるため、気分循環症には含まれない。症状のために仕事が甚だしく障害されたり社会的に拒絶されることはない（少なくとも数日間の持続）
躁病：置かれた状況にそぐわないほどの高揚、愉快で陽気な気分からほとんど制御できない興奮に至るまでさまざまに変わりうる。通常の社会的抑制が失われるため、日常の仕事や社会的活動性が多かれ少なかれ妨げられる（少なくとも1週間の持続）
双極性感情障害：気分と活動水準を著しく乱されるエピソードを繰り返すこと（少なくとも2回）が特徴であり、躁病または軽躁病とうつ病のエピソードを示す。うつ病エピソードは躁病エピソードよりも長く続く傾向がある

合は、持続性気分（感情）障害と診断され、気分循環症はこれに含まれる。

3）うつ病におけるDSMとICDの相違点

　DSMの中核症状は（1）抑うつ気分と（2）興味・喜びの減退の2つであるのに対して、ICDの中核症状は（1）抑うつ気分、（2）興味・喜びの喪失、（3）易疲労感の増大と活動性の減退の3つである。つまり、DSMでは中核症状は気分の症状

のみをあげているのに対して、ICDでは気分以外に身体の抑制症状とエネルギーの低下をあげている。DSMの基準でいうとうつ病の中核症状は気分の症状のみであるため、精神運動制止や易疲労性などの症状がみられない場合でも、他の症状を5つ以上満たせばうつ病になるので、「一見活動性の低下がないように見えるうつ病」も出てきて、近年はこのようなタイプのうつ病がよく見られている。このように、操作的診断基準では成因が問われないため、うつ病の概念が広がったと言える。しかしその結果、従来診断における内因性うつ病と限らないものもうつ病に含まれ、薬物療法の効果が限局的なものもある。　　　　（樫村正美・高木優子）

i　ICDではアルファベット順の分類がなされており、Fが精神疾患に該当する。
ii　躁病エピソードには軽躁病エピソードや抑うつエピソードが先行したり、後に続いたりしていることがある。

索引

英数字
AF-CBT　*82*
EAP（従業員支援プログラム）　*41*
PEACEメソッド　*78*
PTSD　*64*
TEACCHプログラム　*97*
WAS（Weekly Activity Schedule）　*94*

あ行
アイデンティティの混乱　*92*
育児ストレス　*59*
いじめの循環　*77*
うつ病の入院治療　*25*
うつ病自己評価尺度（CES-D）　*108*
エジンバラ産後うつ病自己評価票　*59*
親ガイダンス　*89*

か行
学習障害　*98*
（学校）コンサルテーション　*78*
家庭からの分離　*81*
家庭支援センター　*87*
過量服薬（OD）　*31*
過労死　*49*
観護措置　*84*
感情労働　*140*
緩和ケア　*20*
緩和ケアチーム　*20*
逆転移　*35*
ギャングエイジ（ギャンググループ）　*79*
休学　*93*
休職　*51*
急性非行　*85*
矯正教育　*86*

グループ体験　*74*
広汎性発達障害　*97*
子ども集団　*77*
子どものうつ　*72*

さ行
サイコオンコロジー　*22*
サポートグループ　*136*
サポート校と連携する通信制高校　*91*
産業医　*41, 106*
産後うつ病　*61*
産褥期　*60*
事業場外資源によるケア　*55*
事業場内産業保健スタッフ等のケア　*55*
自己免疫疾患　*18*
自傷行為　*32*
自助グループ　*136*
自責感　*69*
児童福祉法第28条　*80*
児童養護施設　*80*
死の否定　*67*
自閉症・情緒障害特別支援学級　*81*
焦燥感と不安　*92*
小中連携　*97*
少年鑑別所　*84*
職業アイデンティティ　*113*
職業性ストレス　*42*
女性支援センター　*64*
集団力動　*79*
新型うつ　*34*
心気症傾向　*85*
神経症的不登校（不登校の分類）　*91*
心身症　*73*
身体的児童虐待　*80*

172

索引

心理教育　26, 34, 65, 94, 134
スケープゴート　79
ステロイド　18
精神運動抑制（制止）　34
生物ー心理ー社会モデル　132
脆弱性ストレスモデル　49
セルフケア　54
全人的ケア　23
前青年期ドルドラム　89

た行
対象喪失　67
他機関への紹介　73
多重業務　103
知能検査　96
注意欠陥・多動性障害　98
中等少年院　84
忠誠葛藤　81
長時間労働　47
ディスクレパンシー　96
適応指導教室（教育センター）　89
適応障害　105
闘争ー逃走反応　134

な行
内因性うつ病　34
内観療法　86
ならし出勤　110
二次障害　97

は行
バーンアウト　113
配偶者からの暴力の防止及び被害者保護に関する法律　65

ハミルトンうつ病評価尺度　16
パラ自殺　32
ハラスメント　48
悲嘆　67
病前性格　26, 93
副作用と過剰投与　93
復職支援デイケア　107
不眠（睡眠障害）　92
プリセプター制度　102
プレイフル（playful, playfulness）　73
ベンゾジアゼピン系抗不安薬　29
保護観察　85
母子生活支援施設　64
母子分離不安　91
母子並行面接　78

ま行
マタニティブルーズ　60
メランコリー親和型性格　93
モーニング（喪の作業）　36, 68
モンスターペアレント　112
問題解決療法　82

や行
抑うつ神経症　37

ら行
ラインケア　55
リエゾン　24, 102
リワークプログラム　53, 109
労災　49

173

執筆者一覧

シリーズ監修者

野村 俊明（のむら としあき）	日本医科大学 医療心理学教室
青木 紀久代（あおき きくよ）	お茶の水女子大学 基幹研究院
堀越 勝（ほりこし まさる）	国立精神・神経医療研究センター／認知行動療法センター

「うつ」編者

野村 俊明
青木 紀久代

執筆者(五十音順)

氏名	所属	担当
青木 紀久代	監修者・編者	理論編1
岩藤 裕美（いわふじ ひろみ）	お茶の水女子大学 人間発達科学研究所	事例11
上田 諭（うえだ さとし）	日本医科大学付属病院 精神神経科	理論編4
太田 祐貴子（おおた ゆきこ）	お茶の水女子大学 大学院 人間文化創成科学研究科 博士後期課程	事例21
樫村 正美（かしむら まさみ）	日本医科大学 医療心理学教室	理論編3・資料編3
高木 優子（たかき ゆうこ）	包括システムによる 日本ロールシャッハ学会編集事務局	事例5・資料編1・資料編2・資料編3
出口 保行（でぐち やすゆき）	東京未来大学 こども心理学部	事例15
中村 沙緒梨（なかむら さおり）	臨床心理士	事例10
野村 俊明	監修者・編者	事例1・事例3・事例4・理論編2
福榮 太郎（ふくえ たろう）	横浜国立大学 保健管理センター	事例13・事例16・事例18・事例20
福榮 みか（ふくえ みか）	横浜市立みなと赤十字病院	事例2・事例6・事例8・事例19
堀江 桂吾（ほりえ けいご）	山梨英和大学 人間文化学部	事例7
堀越 勝	監修者	理論編3
村松 健司（むらまつ けんじ）	首都大学東京 学生サポートセンター	事例12・事例14・事例17
谷田 征子（やつだ まさこ）	お茶の水女子大学 人間発達科学研究所	事例9

監修者・編者

野村 俊明 日本医科大学医療心理学教室教授。医学博士。精神保健指定医・精神科専門医・精神科指導医・臨床心理士。主な著書に『非行精神医学——青少年の問題行動への実践的アプローチ』（共著、医学書院、2006年）、『精神医療の最前線と心理職への期待』（共編著、誠信書房、2011年）、『生命倫理の教科書——何が問題なのか』（共編著、ミネルヴァ書房、2014年）など。

青木 紀久代 お茶の水女子大学基幹研究院准教授。博士（心理学）。臨床心理士。主な著書に『いっしょに考える家族支援——現場で役立つ乳幼児心理臨床』（編著、明石書店、2010年）、『社会的養護における生活臨床と心理臨床』（共編著、福村出版、2012年）など。主な訳書に『子ども－親心理療法 トラウマを受けた早期愛着関係の修復』（監訳、福村出版、2014年）など。

堀越 勝 国立精神・神経医療研究センター／認知行動療法センター センター長。Ph.D.（博士：臨床心理学）。クリニカル・サイコロジスト（マサチューセッツ州）。主な著書に『精神療法の基本——支持から認知行動療法まで』（共著、医学書院、2012年）、『ケアする人の対話スキルABCD』（日本看護協会出版会、2015年）、『感情の「みかた」——つらい感情も、あなたの「味方」になります。』（いきいき、2015年）など。

これからの対人援助を考える くらしの中の心理臨床
①うつ

2015年9月30日　初版第1刷発行

監修者	野村 俊明・青木 紀久代・堀越 勝
編　者	野村 俊明・青木 紀久代
発行者	石井 昭男
発行所	福村出版株式会社
	〒113-0034　東京都文京区湯島2-14-11
	電話　03-5812-9702／ファクス　03-5812-9705
	http://www.fukumura.co.jp
装　幀	臼井 弘志（公和図書デザイン室）
印　刷	株式会社文化カラー印刷
製　本	協栄製本株式会社

© 2015 Toshiaki Nomura, Kikuyo Aoki, Masaru Horikoshi
Printed in Japan
ISBN978-4-571-24551-0

定価はカバーに表示してあります。
落丁本・乱丁本はお取り替えいたします。

福村出版◆好評図書

A.F.リーバーマン・P.V.ホーン 著／青木紀久代 監訳／門脇陽子・森田由美 訳
子ども−親心理療法
トラウマを受けた早期愛着関係の修復
◎7,000円　ISBN978-4-571-24054-6　C3011

DV，離婚，自殺等で早期愛着が傷ついた乳幼児・就学前児童と家族の回復を目指す子ども−親心理療法。

増沢 高・青木紀久代 編著
社会的養護における
生活臨床と心理臨床
●多職種協働による支援と心理職の役割
◎2,400円　ISBN978-4-571-42047-4　C3036

社会的養護で働く心理職の現状と課題を踏まえ，多職種協働の中で求められる役割，あるべき方向性を提示。

秋山邦久 著
臨床家族心理学
●現代社会とコミュニケーション
◎2,100円　ISBN978-4-571-24039-3　C3011

近年増え続ける親子間のコミュニケーション不全に注目し，心理臨床的立場から現代社会と家族援助を考える。

近藤邦夫 著／保坂 亨・堀田香織・中釜洋子・齋藤憲司・髙田 治 編
学校臨床心理学への歩み
子どもたちとの出会い、教師たちとの出会い
●近藤邦夫論考集
◎5,000円　ISBN978-4-571-24042-3　C3011

著者が提唱した「学校臨床心理学」を論文集から繙く。子ども，学生，教師，学校現場に不変の理念を示唆する。

吉田弘道 著
心理相談と子育て支援に役立つ
親面接入門
◎1,500円　ISBN978-4-571-24051-5　C3011

子どもの心理相談と並行して行われる親面接について，典型的な事例をもとに実践的なポイントを解説した入門書。

M.G.フローリー=オーディ・J.E.サーナット 著／最上多美子・亀島信也 監訳
新しいスーパービジョン関係
●パラレルプロセスの魔力
◎4,000円　ISBN978-4-571-24043-0　C3011

どう取り組むかで，心理療法が大きく変わるスーパービジョンを，受ける側と行う側の双方の立場から徹底解説。

橋本創一・横田圭司・小島道生・田口禎子 編著
人間関係でちょっと困った人＆
発達障害のある人のためのサポートレシピ53
●本人と周囲がおこなうソーシャルスキルトレーニング
◎1,900円　ISBN978-4-571-42042-9　C0036

タイプ別に分け，豊富な事例から本人と周囲ができる解決策を提示。人間関係でお困りの方におすすめの1冊。

◎価格は本体価格です。